Q&Aでわかる 子どもの ネット依存とゲーム障害

独立行政法人国立病院機構 久里浜医療センター
院長 樋口 進

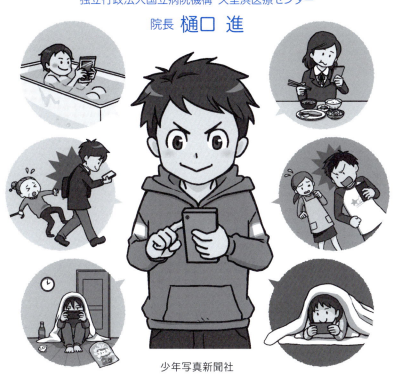

少年写真新聞社

はじめに

　スマホの普及やオンラインアプリの増加・多様化にともない、子どもたちのネット依存が急激に増えています。2012年からの5年間で、ネット依存の疑われる中高生が1.8倍に増えていました。同様の傾向は成人でも認められています。また、ここ数年、各所でネット依存関係の相談件数が増加しており、若者を中心にネット依存問題が急速に拡大していることが示唆されています。

　ところで、アプリの中でも最も依存性が高いのはゲーム、特にオンラインゲームです。これを踏まえ、既存の医学的エビデンスを十分に評価した上で、WHO（世界保健機関）は、2019年5月にゲーム障害（ゲーム依存と同等）を新たな疾病と認定しました。

　私どもは、日本初のネット依存専門外来を2011年に開設しました。訪れる患者は若者が多く、未成年者が全体の2/3を占めています。患者の90％以上は主にオンライゲームに依存しています。SNSや動画の過剰使用が問題になっているケースも受診されますが、数は多くありません。ゲーム障害の健康・社会生活などへの影響は大きく、遅刻、欠席、成績低下、親への暴言・暴力、昼夜逆転、引きこもりなどが多くの者に見られます。また、既存の研究から、若者のゲーム障害は自然に改善することが少なく、何らかの相談・治療介入しなければ、ゲームにより彼らの大切な将来が閉ざされてしまう可能性が大きいと指摘されています。

私が申し上げるまでもなく、中学校、高等学校を中心とする学校現場では、ネットやスマホの使用をめぐる問題が深刻になっています。スマホの使い方に関わる問題、SNSにまつわる対人関係問題、ネット・ゲーム依存関連問題。このような問題に学校の先生方は多くの力を割かれているのだろうと思います。特にネット・ゲーム依存問題は深刻さを増し、単に家庭の問題では片づけられない状況になっており、養護教諭をはじめとする学校現場の先生方やスクールカウンセラーの支援を必要としています。本書は、そのような先生方の子ども達への支援の一助になることを目指して作成されました。現在の喫緊の課題であるネット・ゲーム依存対応に少しでもお役に立つことができれば幸甚です。

　最後に、本書作成にあたりまして、貴重な助言や現場の声をお届けいただきました全国の養護教諭の先生方に、この場を借りて心より感謝申し上げます。

令和元年9月
独立行政法人国立病院機構久里浜医療センター院長
依存症対策全国センター長

樋口　進

もくじ

はじめに　2

第1章　スマホなどによるネット依存の基礎知識

夢中でいじっているけれど
スマホで何をしているのか　10

Q01 どうして子どものネット依存や
ゲーム障害が増えているの？　14
- わかっていて、持たせていますか？
  子どもにスマホは本当に必要？　16

Q02 ネット依存・ゲーム障害を
知っていますか？　18
- 保健室来室理由にあてはまるかも!?
  体や心に現れるさまざまな症状　20

Q03 オンラインゲーム依存になると
どうなるの？　22
- スマホと携帯型ゲーム機の
  主な違いと特徴　24

Q04 オンラインゲームは
どうしてやめられないの？　26
- オンラインゲームの代表的な種類　28
- 男子に多い
  スマホとオンラインゲームのスパイラル　30

Q05 「ゲーム障害」とは？　32
- 覚えておこう ゲーム障害という病気　34
- ゲーム障害の脳で何が起きているのか　36

Q06 依存傾向の子どもに
共通点や特徴はありますか？　38

コラム オンラインゲームで昼夜逆転するわけ　40

第 2 章 保護者支援とその対応

Q07 保護者からの相談①「長時間使用」
長時間スマホの操作をして
困っています　　　　　　　　　　　42
- スマホの長時間使用で起こる
  家庭内でのトラブル　　　　　　44

Q08 保護者からの相談②「いじめ」
スマホに夢中だった娘が、
最近スマホを見るたびに様子が
おかしく、気になっています　　　46
- 女子に多い
  スマホとSNS（LINE）のスパイラル　48

Q09 保護者からの相談③「反抗」
何時間もオンラインゲームをしています
注意しても、やめません　　　　　50
- 依存している子どもにみられる
  ゲームやスマホの使用を注意したときの反応　52

Q10 家庭内での行動に現れる
ネット依存のサインはありますか？　54

Q11 学校生活に現れる、ゲーム障害の
サインはありますか？　　　　　　56
- ゲーム障害につながる可能性がある
  グレーゾーンの行動と様子　　　58

Q12 学校側のスマホ対応やルールに、
保護者の理解が得られません　　　60
- ネット依存の予防指導
  タイプ別保護者への対応　　　　62

Q13 子どもの対応や声かけに
悩んでいる保護者がいます　　　　64
- 保護者から相談を受けたときの対応　66
- 依存によって家族が感じる困りごと　70

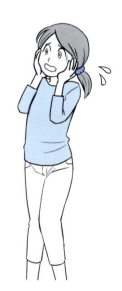

第3章 ネット依存から脱出するために

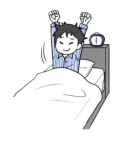

Q14 本人にオンラインゲーム依存の自覚がないときはどうするの？ … 72
- 病気を認めないのは当たり前 依存の心理にある「否認」 … 74

Q15 使用時間を減らすルールを決めたのに守れません … 76
- 子どものゲーム依存予防 家庭編 … 78
- ゲーム依存の先進国 韓国独自の依存対策 … 80

Q16 どのような症状があったときに、受診したらよいのでしょうか？ … 82
- 子どものネット依存 病院選びと受診準備 … 84

Q17 ネット依存・ゲーム障害のような気がしています。久里浜医療センターに連れて行ったら、すぐに診てもらえるのでしょうか？ … 86
- 予約待ちなどで、すぐに受診ができないときに家庭で行ってほしいこと … 88

コラム ネット依存から脱出するために 進級、進学のアシストを … 92

第4章 受診から治療まで

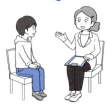

Q18 ネット依存・ゲーム障害で受診すると久里浜医療センターではどのようなことをするのですか？ … 94
- 受診によって少しずつ変わっていく子どもたち … 96

Q19 ネット依存・ゲーム障害の治療はどのようなことをするのですか？ … 98
- 久里浜医療センター ネット依存外来で行っている効果的な治療と取り組み … 100

Q20 入院治療はどのような内容なのですか？ … 102
- 久里浜医療センター 合宿治療プログラム ネット依存・ゲーム障害治療キャンプ … 104
- 治療キャンプ参加の効果 … 106

Q21	ネット依存・ゲーム障害は完治しますか？	108
	■ オンラインゲームに没頭する子どもへの対応	110
	■ 改善のきっかけと子どもの心	112

Q22	ネット依存・ゲーム障害は、ほかの病気などと関係がありますか？	114

コラム	久里浜医療センターの対応 家族ワークショップ	116

Q23	スマホは、いつから持たせてよいのでしょうか？	118
	■ 学校内でのスマホ対策の流れ	120
	■ 学校内へのスマホ・携帯電話持ち込み問題 OKとNG対応を考える	122
	■ 学校内・スマホ持ち込み解禁!? 問題 現場の声と困りごと	124

Q24	学校で行うスマホ問題の指導のポイントはありますか？	126
	■ 依存予防指導 使用時間を減らすために	128
	■ 今からでも遅くない ネット使用の振り返りとコントロール	130

Q25	スマホ対策やネット依存の予防で大切なことは？	132
	■ ネット依存予防 学校編	134
	■ e-sportsとは何か	136

Q26	SNSの長時間使用が気になる子が増えています	138
	■ 急激に増え続ける SNSの落とし穴	140
	■ 学校・保護者・子どもたちに聞きました LINE対策・使い方の工夫	142

ネット依存・ゲーム障害の相談や治療が可能な全国の医療機関	144
全国の精神保健福祉センター	147

第5章 ネット依存の予防はスマホ対策から始めよう

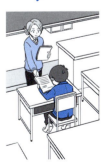

本書では、スマホやパソコンの使用で起こるインターネット（オンラインゲーム、SNS、動画視聴など）依存行為を統括してネット依存と表記していますが、オンラインゲーム、SNSなどを単独で強調したい場合は個別に取り上げて解説しています。

● **ネット依存とは**

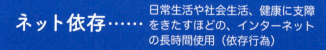

ネット依存……日常生活や社会生活、健康に支障をきたすほどの、インターネットの長時間使用（依存行為）

インターネット（アプリなど）の使用が習慣化して、日常生活や健康に問題を起こしていることを感じながら、その行動を止めることができない状態になっていく

オンラインゲーム

依存が進行していくと……

ゲーム障害

SNS

LINE、Facebook、Twitter、Instagramなど

動画視聴

YouTube、生放送、ニコニコ動画、TikTokなど

● **用語説明**

SNS（ソーシャル・ネットワーキング・サービス）

人と人とのつながりを促進、サポートするもので、コミュニティを広げるもの。LINE、Facebook、Twitter、Instagramが代表的。

アプリケーション（アプリ）

一般的な英語の直訳は「応用」「適用」などですが、本書ではスマホやパソコンなどにインストールして使うソフトウエアを指します。さまざまな種類があり、日々進化しています。

第1章

スマホなどによるネット依存の基礎知識

夢中でいじっているけれど
スマホで何をしているのか

●増え続ける子どもたちの過剰使用

　インターネット（以後、ネットと略す）の過剰使用のため、生活などに明確な問題が出ている状況を、ネット依存と呼んでいます。また、最近では、スマートフォン（以後、スマホと略す）依存という言葉もよく耳にします。しかし、よく考えてみると、依存しているのはネットでもスマホでもなく、それを使ったアプリであることに気がつくでしょう。

　アプリは、ゲーム、SNS、動画、電子掲示板、ポルノサイトなどいろいろあります。例えば、全国の中学生、高校生に対する大規模な調査によると、2017年に中学生の12.4％、高校生の16％にネット依存が疑われ、その推計値は93万人でした。同様の調査は2012年にも実施されており、そのときの推計値が52万人

子どものネット依存が疑われる者の割合

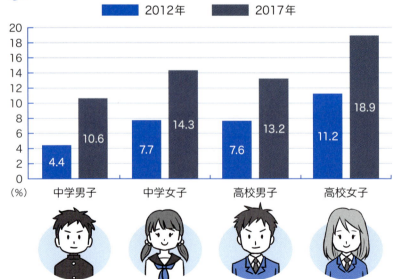

だったので、たった5年間に、実に1.8倍に増加したことになります。依存しているアプリは男女で差があり、男性ではゲーム、特に、ネットに接続されているオンラインゲームの割合が高く、女性ではSNSに依存している若者が多いのが特徴です。

近年、これらのさまざまなアプリに依存している人が増えていることが指摘されています。一口にネット依存といっても、実は、アプリに依存しているのです。

	推定累計
2017	93万人
2012	52万人

1.8倍

子どもがはまるアプリ

オンラインゲーム

1人で隙間時間に遊べる単純なパズルゲームから、仲間を組んで長時間一緒に戦って楽しむものまでさまざまある。ほとんどのゲームが最初はどれも無料で、お試し感覚でお得感があるものが多い。ログインでアイテムがもらえる、時間通知でゲームへの誘いが来る種類もあり、ちょっとだけやってみよう! というプレイヤー心理を利用している。

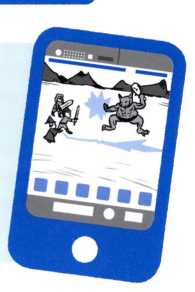

 利用したインターネットサービスのうちの「オンラインゲーム」の割合

	中1	中2	中3	高1	高2	高3
男子	58.0	61.6	59.1	70.2	65.3	54.0
女子	27.1	31.1	27.2	37.6	33.3	30.3

(%)

出典:「平成29年度 飲酒や喫煙等の実態調査と生活習慣病予防のための減酒の効果的な介入方法の開発に関する研究 厚生労働省研究班」一部改変

第1章 スマホなどによるネット依存の基礎知識

LINE（ライン）

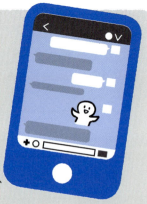

　インターネット経由で通話料のかからない通話、アドレス帳をもとにした友達リスト、複数の人と同時に情報を共有できるグループメッセージなどを中心にしたSNS。自分が発したトークメッセージを相手が開くと既読がつくのも特徴。個性的なスタンプや、ホーム画面の着せ替えも人気。また、関連サービスとして、ショッピング、ゲーム、マンガ、バイト、クーポンなども年々充実している。

　小中学生はLINEを目的にスマホを欲しがることもあり、スマホを持ったら即LINEという子どもたちが多い反面、トークメッセージから始まるトラブルも少なくない。

 この30日間の、利用したインターネットサービス「LINE等」の割合

	中1	中2	中3	高1	高2	高3
男子	53.9	64.3	67.4	90.1	88.8	85.4
女子	73.9	79.0	76.9	96.0	93.9	92.7

(％)

出典：「平成29年度 飲酒や喫煙等の実態調査と生活習慣病予防のための減酒の
　　　効果的な介入方法の開発に関する研究　厚生労働省研究班」一部改変

動画視聴

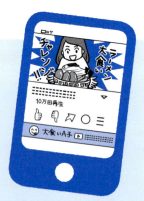

　子どもたちが夢中になる動画は、ゲームの実況動画、自分の得意なことを撮影して流したもの、人気の動画クリエイターの作品（ユーチューバーとも呼ばれる）、見逃したテレビ作品を流しているものなどいろいろ。ブラウザや、動画視聴アプリを起動するとさまざまな動画を見ることができる。

　人気動画はアクセス回数によってお金を稼ぐこともできることから、子どもの将来なりたい職業の上位にもランクインしている。また、最近では、乳幼児期からスマホで動画を見ている子どもも少なくない。

電子書籍

紙ではなく、ネット上で流通が可能なデータになっている読み物。一般書籍からマンガ、雑誌、写真集など多岐にわたる。無料マンガアプリなどで手軽に読めるマンガは人気がある。

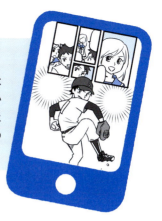

アダルトサイト

成人向けネットサイトのこと。動画や画像などのほか、出会い系、架空請求につながるアプリも多い。18禁、20禁などとあるが実際は、年齢をクリックするだけの確認のため、中高生でも閲覧できる。閲覧に関しての自己申請率は非常に低いが実際利用している子どももいる。

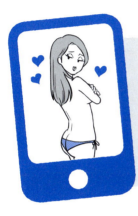

Instagram

写真や短い動画を投稿して短文とともに共有することができるアプリ。見栄えのよい投稿用の写真を"インスタ映えする"ということがある。気に入った投稿者をフォローすることもできる。手軽さが人気。

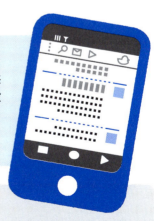

Twitter

1回につき140文字までのテキスト(=ツイート)を投稿することができる情報発信アプリ。フォローをしたり、いいね！ を投稿したりして楽しむ。リアルタイムで見ることができるのも魅力のひとつ。

第1章 スマホなどによるネット依存の基礎知識

Q01 どうして子どものネット依存やゲーム障害が増えているの？

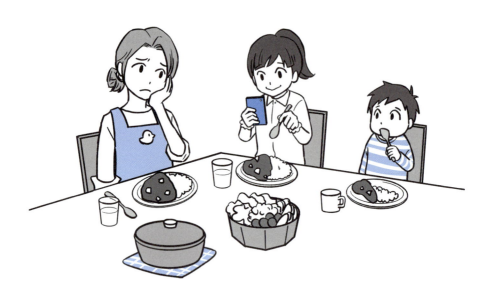

A アプリ、特に子ども向けのゲームが増えて、手軽に遊べるようになったからです

　今や、小学生からのスマホ所持率は高くなり、いつでもどこでも、オンラインゲーム、SNS、動画視聴や投稿ができるようになりました。それらは、使用時間が長ければ長いほど依存します。
　そして、さらに子どもをターゲットにするために、ゲームの内容やアプリの機能が簡単でわかりやすく、依存しやすいものになっています。ゲーム会社やスマホ機器を扱う会社の戦略ともいえますが、社会全体が子どもたちをネット依存やゲーム障害になりやすい環境にしているのです。
　また、スマホ操作の低年齢化も問題です。依存は接触時間が長ければ長いほど深刻化します。また、開始年齢が早ければ早いほど、依存しやすくなります。小さな子どもが最初から自分でスマホを手にすることはありません。見せる側、使わせる側の大人が依存を助長しているといっても過言ではありません。

子どもたちのネット依存やゲーム障害が増える背景

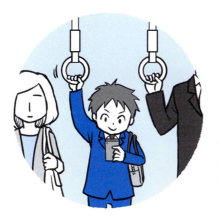

1. いつでもどこでもできるようになった

　防犯や災害時の緊急連絡用などを理由に持たせたことによって、外出先でも移動中でも、ときと場所を選ばずに使用するから。

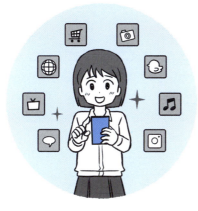

2. 使いやすい、子ども向けのゲーム（アプリ）が増えた

　操作や内容などが単純。そして、ちょっと手があいた子どもたちが簡単に遊べるオンラインゲームが増えたから。

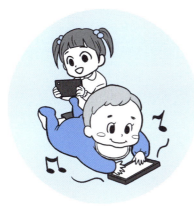

3. 小さいころからスマホを見ている、使っている

　生まれたときや、小さなころからスマホが生活圏の中にあります。乳幼児期から保護者が見せる、触らせるなどして使いこなせてしまうから。

第1章　スマホなどによるネット依存の基礎知識

わかっていて、持たせていますか？
子どもにスマホは本当に必要？

　スマホはとても便利なツールです。小学生でもその所持率は年々増加しています。手軽に使える通信機器ですが、使い方によっては、心や体への影響や依存の危険性は高くなります。

生活リズムが乱れる

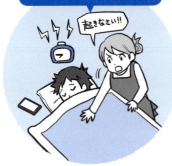

睡眠不足などから、生活リズムが大きく乱れていきます。体調不良の原因にもなります。

目への影響

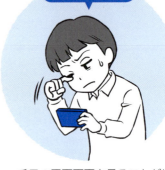

手元の平面画面を見ることがほとんどのため、立体視力が育たず、視力も低下し、急性内斜視の心配も。また、LEDブルーライトの光は睡眠に悪影響があります。

ながらスマホによる事故

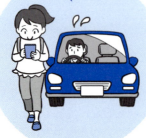

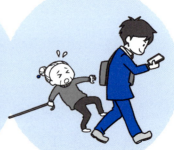

気をつけているつもりでも、うっかりやってしまった、ながらスマホの瞬間が事故につながることがあります。大きなけがをする、けがをさせる可能性も。

第1章 スマホなどによるネット依存の基礎知識

筋力、体力の低下

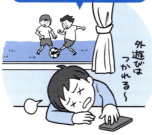

日々の長時間使用は、運動する機会を減らし、筋力、運動能力、体力を低下させます。

ネットを介した人間関係のトラブル

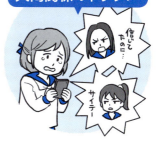

誤解を招くメッセージのやりとり、間違えた使い方などで、個人情報の流失、いじめなどに発展したケースもあります。

時間の浪費と心のゆとりが奪われる

スマホが気になり、やるべきことができなくなります。

ネット依存、ゲーム障害への罹患

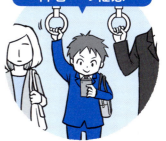

いつでもどこでもスマホ（ゲームやSNS）ができる環境は、依存を助長することにつながります。

コミュニケーション能力の低下

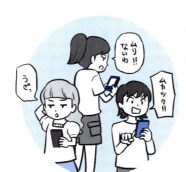

家族や友達との交流、言葉のやりとりの機会を奪います。目の前の人との感覚、やりとり、気遣いが苦手になることも。

Q02 ネット依存・ゲーム障害を知っていますか？

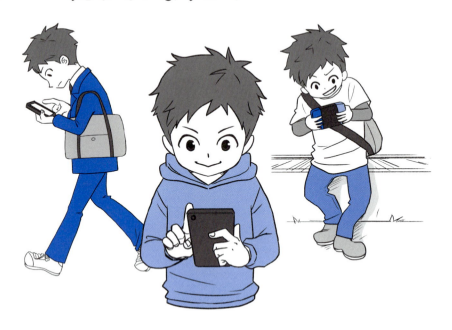

A スマホなどを使い、オンラインゲームから離れられず日常生活に支障が出ている状態です

　ネットやゲームなどに依存すると、自分では使い方や時間をコントロールできなくなります。オンラインゲームの仮想世界にはまり込み、生活の多くの時間を費やしていきます。

　子どもが依存すると、生活リズムが乱れて学校に行かない、家族とのコミュニケーションがとれなくなる、家にひきこもるなど、何よりもオンラインゲームが生活の中心となり、日常生活に支障が出てきます。

　アルコール依存や薬物依存のように対象が物ではなく、ギャンブルのような行動への依存であり、心の病気です。長期にわたり依存することで不登校になって進学、進級ができなくなることもあり、社会問題にもなっています。ネット依存の中でもオンラインゲームに依存が強いと、ゲーム障害という病気に進んでいきます。

ネット・オンラインゲーム
どのくらいの使用から依存症？

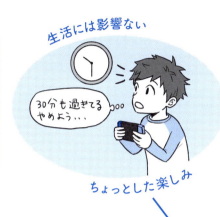

正常の範囲での使用

- 勉強、睡眠時間には全く影響はない
- 少し長くやっても、決めた時間にはやめることができる
- 毎日同じ時間にはやらない（やらない日もある）
- 注意されたらやめることができる

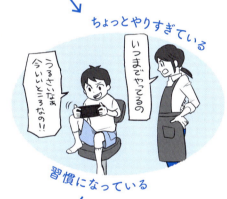

少し心配なグレーゾーン

- 学校生活は普通に送れている
- 暇なときは、勉強よりも優先してやっていることがある
- やめる時間を決めても守れないことがある
- 周りの人にやめてと言われる

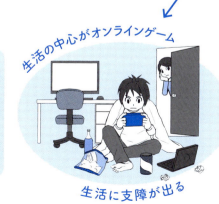

依存・病気レベル

- やるべきことがあっても、ネットやオンラインゲームを優先する
- やめる時間は守れない
- ネットやオンラインゲームができないと機嫌が悪い
- 勉強、睡眠時間に影響が出るほどやっている
- 学校では遅刻・欠席をすることがある

第1章　スマホなどによるネット依存の基礎知識

保健室来室理由にあてはまるかも！？
体や心に現れる さまざまな 症状

　深夜までオンラインゲームやSNSなどをしているために、体調不良を起こす子どもが増えています。どのような様子がみられるのでしょうか。

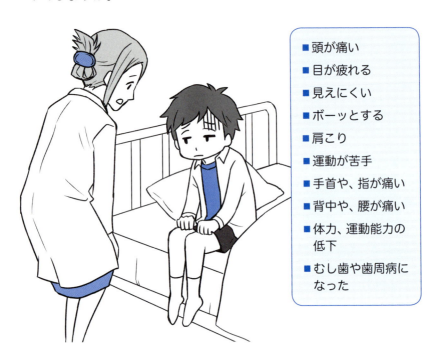

- 頭が痛い
- 目が疲れる
- 見えにくい
- ボーッとする
- 肩こり
- 運動が苦手
- 手首や、指が痛い
- 背中や、腰が痛い
- 体力、運動能力の低下
- むし歯や歯周病になった

　体調不良を訴える子どもたちの多くは、深夜までのオンラインゲームやSNSでの睡眠不足、ブルーライトの光による睡眠障害などが大きな原因です。頭痛や目の疲れ、だるさ、気分の落ち込み、集中力の低下などさまざまな症状が現れます。

　睡眠不足、運動不足、栄養不足は、学校生活にも影響が出ます。そのような生活が続くと、脳の働きはますます悪くなります。オンラインゲームや、SNSなどをしたいという衝動にかられ、我慢できなくなると同時に、それらのこと以外には興味がなくなっていくのです。

こんなことはありませんか？

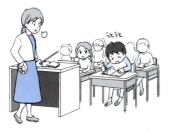

深夜まで遊んでいて、睡眠時間が足りないために、授業中に眠くなる

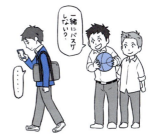

いつでもオンラインゲームやSNSなどが気になり、新しいことをする意欲や考える力が低下

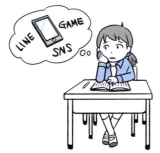

ネットゲームやSNS疲れにより、ボーッとして勉強などに集中できない

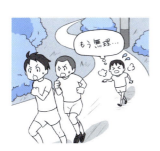

普段体を動かさないために、体力や持久力がない

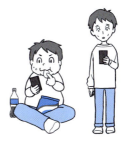

偏った食生活により、栄養不足や肥満体型になってきた

> 過度にオンラインゲームなどを続けていると、学校生活を普通に送ることができなくなり、不登校や成長障害、生活習慣病のリスク要因になります。

Q03 オンラインゲーム依存になるとどうなるの？

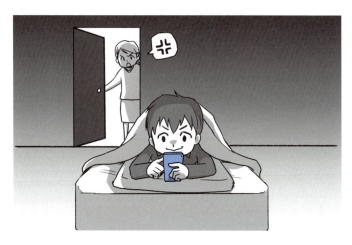

A 体、心、行動……とさまざまな様子の変化とともに、日常生活に支障が出てきます

　ほとんどの子どもたちに睡眠障害がみられます。夜遅くまでオンラインゲームなどをしているために昼夜逆転、それに伴い、生活リズムの乱れと成長障害が起こります。

　生活リズムが乱れることで体調不良を起こし、学校へ行けなくなる子もいます。夜、十分な睡眠がとれていないと、成長ホルモンの分泌も少なくなり、骨や筋肉など体の発育、発達にも悪影響が出ます。食生活も乱れ、欠食が多くなり、部屋にひきこもって食事をしないか、食事をしても偏った食事（簡単なカップ麺、菓子パンなどしか食べていない）などのため、やせか肥満のどちらかという状態も少なくありません。

　そして心の問題です。現実の世界に興味がなくなり、オンラインゲームの世界、ネットの中での人とのつながりや、仮想世界のことばかりを考えるようになります。オンラインゲームをしているときは、とても気分がよく、楽しんでいるのですが、していないときは落ち着きがなかったりイライラしていたり、キレやすくなったりします。

オンラインゲームの依存によって起こること

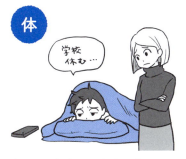

体

寝不足で朝起きられなくなる。いつも疲れていて、さまざまな体の不調が出る。

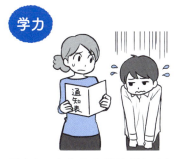

学力

好きなことにしか興味がなくなり、勉強をしない。成績も下がってくる。

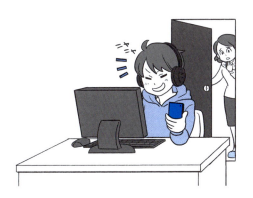

心

オンラインゲームをしているときは楽しく上機嫌。しかし、それ以外のときはイライラして落ち着きがない。キレやすく、周囲の人とのコミュニケーションがとれないこともある。

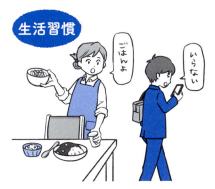

生活習慣

オンラインゲームに集中し過ぎて食欲がなくなったり昼夜逆転したりして、学校へ行かなくなることも。

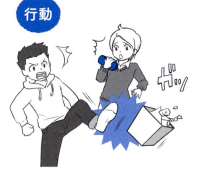

行動

身なりを気にしない、意欲もない、オンラインゲーム以外に楽しみがなく、暴力的な態度や行動をとる。

第1章 スマホなどによるネット依存の基礎知識

スマホと ゲーム機 の主な 違い と 特徴
（携帯型）

　ゲームを全くしないということは、今を生きる多くの子どもたちには、難しいことかもしれません。上手な使い方やメリット、デメリットを知っておきましょう。

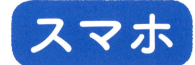

オンラインゲームの特徴
①無料スタートが多い
②さまざまなゲーム（アプリ）がある
③起動させるための特典がある
④終わりがない
など、**一度はじめるとやめるのが難しい。**

行動範囲
いつでも、どこでも使用できる。移動しながらも可能。ネット環境があれば永遠に続けられ、誰とでもできる。アプリを入れれば膨大な量のゲーム、SNSなどができる。

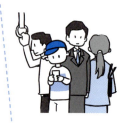

対戦相手
ネットの向こうには、全く知らない人、年齢、性別を偽っている怖い人も。サイト閲覧制限なども必要。

使用のコントロール
常にON！と手軽。スリープ、待ち受け機能のためOFFの切り替えがなく、だらだら使用できる。

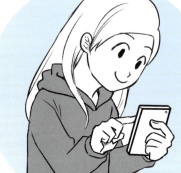

無料のわな
①毎日定期的にお知らせとアイテムゲットがある
②無料ゲームダウンロードで、いろいろなゲームがいくつも手に入る
③習慣化してやめられなくなる

課金
強いアイテムを手に入れるため、どんどん課金をしてしまうシステムが特徴。子どもたちだけでなく、多くの大人もはまる。

電子ゲームをさせるときには、スマホよりも、ネットに接続できない環境にした携帯型ゲーム機の方が依存度が低いといわれます。近年、久里浜医療センターに来る依存の子どものほとんどは、オンライン型のゲーム機やスマホゲームです。

携帯型ゲーム機

携帯ゲーム機の特徴
ネットに接続しなければ
①クリアで終了（終わりがある遊び方が可能）
②課金がない
③通知やログイン特典はない

※ネット接続ではゲーム無料ダウンロードやゲーム購入などが可能

行動範囲
ネット環境があれば通信も可能だが、ネット接続が必要ないソフトや、カード型やパッケージ版などを選ぶと比較的安全に楽しむことができる。

対戦相手
ネット接続設定をしていなければ対戦相手は友達などの知人のみで安心。

使用のコントロール
ON/OFFでの使用が基本！使う時間をコントロールできる。

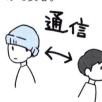

設定によっては
ゲームをONにしたまますれ違ったときなどに、赤外線機能などで他人と知り合いとなることがあり、注意が必要。

課金
カセット型（カートリッジ）のゲームでは、課金はない。ネットにつなげたゲームをするときには、課金ができるため危険。

※スマホも携帯型ゲーム機も、機能などはバージョンアップ等により変わっていきます。

Q04 オンラインゲームはどうしてやめられないの？

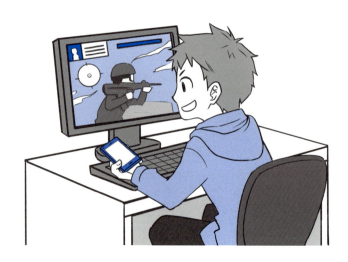

A ゲーム側のしくみと、プレイヤーが得る対人関係の2つの要素が、やめられない原因です

　ゲーム側のしくみとは、メーカー側がプレイヤーを楽しませて、ゲームをさせるための戦略で、ゲームに引き込み、特典が得られるお得感やクリアしていく達成感などを利用したものです。例えば、無料を大きく打ち出し、ゲームをさせるための入り口をオープンにしていることや、長時間やればやるだけレアアイテムやポイントがもらえる、頻繁にアップデートをさせて終わらせない、プレイヤー同士の競争をあおるのも戦略です。

　また、対人関係の要素とは、1人でのゲームとは違い、ネットを介した仲間と一緒に行うので、それぞれの役割が決まっているため、勝手に抜けられないのです。そして、活躍するとヒーローになれて、たくさんの人が自分を認めてくれます。現実ではなかなかこのような充実感を得られる世界はありませんが、ゲームの世界では、誰もが自分の居心地のいい世界をつくることができ、充実感が得られます。無料から課金へとかけた時間とお金によって必ず成果がついてくるしくみになっています。

オンラインゲームがやめられないのは……

クリアしていく達成感が快感

できた！ という心理をつかれて、またやりたくなる

ネットを介した仲間がいて役割がある

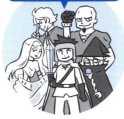

仲間と役割を決めているので、自分だけ抜けることはできない

ヒーローになれて居心地がいい

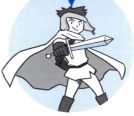

長くやればやるほど、強くなり、皆が認めてくれて、英雄になれる

アップデート（更新）があり、終わりがない

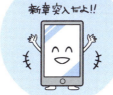

ゲームをクリアしても定期的にアップデートされて終わらない

ログインボーナスや通知が来る

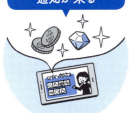

ゲームを始めると特典がもらえる、定期的に通知が来てゲームに誘われる

まずは無料から始められる

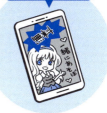

お試し無料など最初の入り口がオープンで手軽に始められるものが多い

レアアイテムをゲットできる

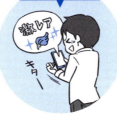

レアと呼ばれるアイテムを持てる、オリジナルキャラを作れる

第1章 スマホなどによるネット依存の基礎知識

オンラインゲームの 代表的な 種類

　オンラインゲームは進化し続け、いろいろな種類があります。中でも依存性の高いものの代表としては、RPG、FPS、MOBAです。子どもたちと会話をするためにも、知っておくとよいものを紹介します。

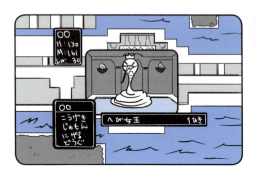

MMORPG

　敵を倒し、新しい世界を冒険します。戦士や魔法使いなどの役割分担があり、長時間プレイや課金で自分のキャラクターを強くしていく。

FPS, TPS

　架空の戦場を舞台に、実在する銃や武器を使って敵チームと戦う。対戦成績やランキングを競い合う。的確な操作と、高い集中力が求められる。

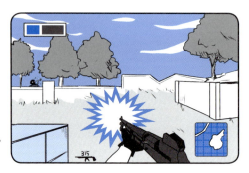

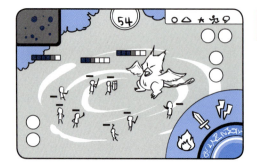

MOBA

　プレイヤーが２手に分かれてチームを組み、敵の本拠地を破壊することが勝利条件となっているゲーム。競技性が高く、メンバー配置や攻撃と防御が重要。

バトルロワイヤル

サバイバルゲーム。武器や弾薬を使って行う、ラストマン・スタンディング（ほかのプレイヤーを倒して生き残る）ゲーム。

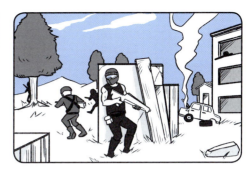

リズムゲーム（音ゲー）

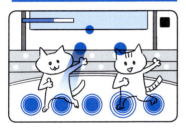

流れるリズムに合わせてアクションを起こす。出てくるキャラクターも人気がある。

パズルゲーム

パズルなどの同じ色を集める、並べるなど隙間時間にちょっと遊べるゲーム。頭脳系から単純なものまである。

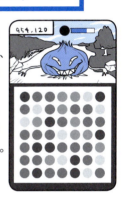

育成ゲーム

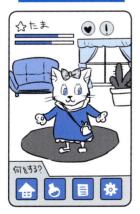

自分でオリジナルキャラクター（ペットから人まで）を作り、育てながら楽しむゲーム。

恋愛ゲーム

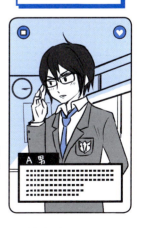

好きなキャラクターなどと仮想恋愛をしていく。受け答えも本物のようで、同性、異性とある。

※オンラインゲームは日々進化しています。内容やイメージもこの限りではありません。

男子に多い
スマホとオンラインゲームのスパイラル

やめられないのはどうして？

> 携帯型ゲームは、小学生のころからやっていた。中学入学と同時に、スマホを買ってもらう。スマホを所持してからは、スマホで無料アプリのオンラインゲームをいくつか楽しんでいる。

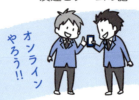

中学で新しくできた友達とゲームの話

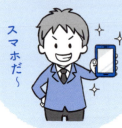

中学入学時にGET!!

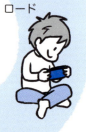

帰宅後さっそく、スマホにダウンロード

仲間と連絡をとるために常にイヤホンでオンラインゲーム

ゲーム結果をLINEで連絡 次のゲームスタート時間の約束も

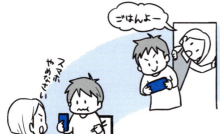

食事中もゲーム仲間やクリアした人の動画チェック

帰宅後はほぼ、毎日この流れ

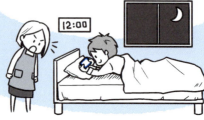

ゲーム仲間と盛り上がるので深夜まで

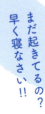

30

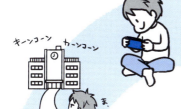
学校に行かず家にいることが多くなる

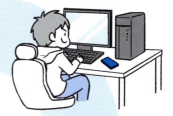
ネットカフェにもときどき

繰り返す毎日……、そして……

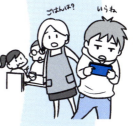
家族と食事もとらない

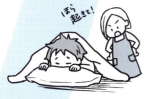
学校は行けても遅刻か、保健室へ

朝起きられないので学校に行けない

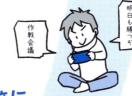
深夜から始まるネット仲間とのゲーム

終わったら、今日のゲームの反省会を、仲間と……

就寝は朝4時

昼夜逆転、不登校に

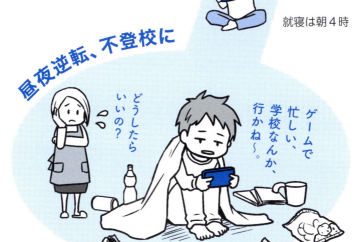

Q05 「ゲーム障害」とは？

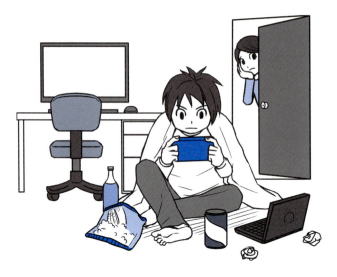

A オンラインゲームへの過度な依存は病気。その病名です

　スマホなどを使った、オンラインゲームがやめられず、日常生活に長く支障をきたしている状態です。今までは病名がありませんでしたが、世界保健機関（WHO）が作成している国際疾病分類（ICD）の改訂に伴い最新版（第11版,2022年1月発効）に、"オンラインゲームなどのやり過ぎで起こる病気"として、「ゲーム障害（Gaming disorder）」を追加することが発表されました。

　ゲームをする衝動が止められない、ゲームを最優先する、社会性・学習・仕事などに重大な支障、問題が生じるなどの症状があるというものです。オンラインゲームなどをやり過ぎて、日常生活（学業や仕事、家族や社会）に支障が出てしまう症状があったら病気です。アルコールやギャンブルなどの依存と同じように、治療が必要となります。

　「ゲーム障害」という病名が国際疾病分類に入ることによって、さらなる対策や診断、治療などの研究や調査が進められていくことになります。

WHO国際疾病分類に追加された「ゲーム障害」

　ゲーム障害は嗜癖（あることを好んで行うくせ）に起因する障害です。持続性または再発するゲーム行動で、インターネット接続に関して言えば、オンラインの可能性もオフラインの可能性もあります。

＜危険なゲーム行動＞

オンライン、オフラインに関係なく、身体的にも精神的にもその人または周辺の健康に害を及ぼすリスクが明らかに増えているのにもかかわらず、ゲームをする。

ゲーム障害の症状

　持続または反復するゲームに対する行動で、以下の５つの症状がみられたら「ゲーム障害」です。

ICD-11 Gaming disorder (released in may, 2019) のポイント

1. 持続的または再発性のゲーム行動パターン（インターネットを介するオンラインまたはオフライン）で、以下の特徴を満たす。

   a. ゲームのコントロール障害（例えば、開始、頻度、熱中度、期間、終了、プレイ環境など）

   b. ほかの日常生活の関心事や日々の活動よりゲームが先に来るほどに、ゲームを優先

   c. ゲームにより、健康を害するなど問題が起きているにもかかわらず、ゲームを継続またはさらにエスカレート

2. ゲーム行動パターンは重症で、個人、家族、社会、教育、職業やほかの重要な機能分野において著しい障害を引き起こしている。

3. ゲーム行動パターンは持続的かつ反復的で、通常、ゲーム行動およびほかの症状が12か月続いた場合に診断する。しかし、すべての特徴が存在し、かつ重症な場合には、それより短くとも診断可能である。

第1章　スマホなどによるネット依存の基礎知識

覚えておこう

ゲーム障害という病気

　世界保健機関（WHO）は、病気の分類や死因の統計のために、国際疾病分類（International Classification of Diseases）を公表しています。現在、使用されているのはその第10版で、略してICD-10と呼ばれています。今回改定が行われ、2022年から使われる新しい第11版（ICD-11）が公表されたところです。このICD-11に、ゲーム障害（Gaming disorder）が、正式な病気として初めて分類されました。これは、WHOと世界の専門家が、既存の医学的知見を精査して、ゲーム障害は依存のひとつであることを認めたためです。今回、SNS、動画等のほかのアプリの依存についても検討されましたが、医学的知見が不十分であるため、病気として認定されませんでした。

　ゲーム障害はゲーム依存と呼んだ方がわかりやすいのですが、さまざまな医学的背景から、今回はゲーム障害と命名されました。ゲーム障害を診断するための基準は以下の通りです。まず、3つの依存行動、すなわち、①ゲームのコントロールができない、②ゲームをほかの何にも増して優先する、③ ゲームにより問題が起きているが、ゲームを続ける、またはエスカレートさせる、をすべて満たし、かつ、ゲームによるいろいろな問題が深刻である場合に、ゲーム障害と診断されます。

　ゲームには、ネットにつながっていないオフラインゲームと、接続されているオンラインゲームがあります。しかし、実際のところ、治療のために病院を受診するゲーム障害患者のほぼすべてはオンラインゲームに依存しているため、ゲーム障害はネット依存の一部と考えてもよいでしょう。

34

> 久里浜医療センターに受診する1か月の生活、様子は？

　ゲーム障害にはさまざまな問題が発生します。

　久里浜医療センターを受診したゲーム障害患者の場合は次の通りです（複数回答あり）。欠席・欠勤（58%）、成績低下・仕事のパフォーマンス低下（43%）、引きこもり（42%）、物に当たる・壊す（48%）、家族に対する暴力（22%）、朝起きられない（76%）、昼夜逆転（54%）、食事をとらない（27%）。以上は、受診前1か月の状況です。その結果、12%が退学・放校となり、7%が失職しています。また、体を動かさないために、体力の低下は著しく、足の骨の骨密度低下や低栄養状態の者も少なからず認められています。

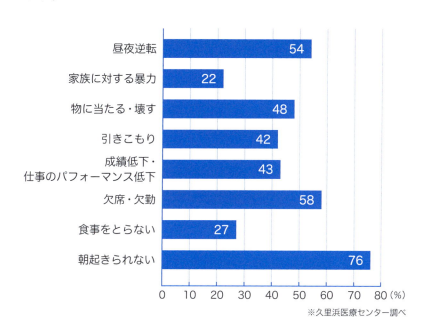

※久里浜医療センター調べ

ゲーム障害の脳で

　依存はそもそも、アルコールや薬物などの物質に対する依存に使われてきた医学用語です。従って、依存のモデルはこれらの物質依存なのです。従来、ギャンブルやゲームなど、ある行動の行き過ぎとそれに伴う問題の組み合わせは、依存ではなく、衝動をコントロールできないための結果だと考えられてきました。しかし、近年、このようなゲーム・ギャンブル問題は、依存と考えられるようになりました。その最大の理由は、物質依存者の脳の中で起きている変化と、ゲーム・ギャンブル依存者の脳の中で起きている変化が非常に似ていることにあります。

　例えば、私たちが気持ちよいと多幸感を感じるのは、脳内の報酬系と呼ばれる部位の活動が活発になるためです。薬物依存者は多幸感を求めて薬物を使いますが、大量に使っているうちに、この報酬系が、その薬物に鈍感になっていきます。そのため、より多くの薬物を使って、多幸感を維持しようとします。その結果、薬物使用量が増え、依存が深刻化していきます。このような変化は、通常、MRIなどを使った脳の画像検査で明らかになります。実は、これと全く同じ変化が、ゲーム依存でも観察されています。ゲームをして多幸感を維持しようとする結果、ゲーム時間がますます延びていくわけです。

　私たちの脳には、理性を司る部位があり、前頭前野（前頭葉の一部）と呼ばれています。一方、脳の深い部位には、欲望や怒りなどの感情を生み出す辺縁系と呼ばれる部位があります。辺縁系がつくり出すこれらの感情を、前頭前野がうまく調節していれば、人間らしい理性的な行動がとれるわけです。ゲームに置き換えてみると、ゲームをしたいという強い欲求があっても、例えば

何が起きているのか

勉強をすること、学校に行くことなどを優先するように理性の脳がコントロールしているのです。しかし、ゲーム依存が進行していくと、この理性の脳の働きが下がって、ゲームの歯止めがきかなくなり、依存が重症化することがわかっています。同じ現象は物質依存でも認められます。これらの例からもわかる通り、ゲーム障害は単なるゲームのし過ぎではなく、脳の働きに変化を伴う病気であることがわかります。

脳の活動を見てみると…

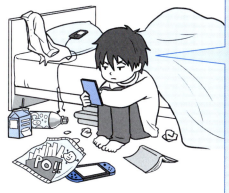
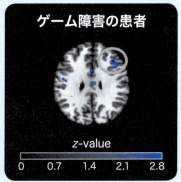

ゲーム障害の患者

○で示すところが、脳の機能が低下している部位。理性を司る前頭前野が含まれる。

引用文献「Meng Y et al. *Addiction Biology*, 20:799-808, 2015」

Q06 依存傾向の子どもに共通点や特徴はありますか？

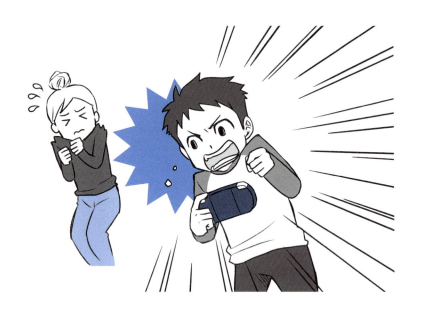

A 依存してしまう子どもには、性格や環境にいくつかの特徴があります

　ネット依存の中でも特にオンラインゲームに依存する子どもたちにみられる共通点は以下の通りです。

　性格的な面からでは、ゲームなどの勝負ごとがとても好き、対人コミュニケーションが苦手、発達障害を持つ、衝動性が高い子どもが目立ちます。また、環境では、現実生活で自由な時間が多い、保護者もスマホ依存であり小さいころから使っていた場合や、親自身がスマホ使用に寛大で、目の前でしょっちゅう使っているのを見せている、子どもの使用について問題視しない、ひとり親家庭で家族の関わりが少ないなどです。

> オンラインゲームを含む

ネットに依存してしまうことが多い子どもの性格や環境

●ゲーム、勝負ごとが好き

戦うゲームが好きで、勝つことに一生懸命になるタイプ。

●対人コミュニケーションが苦手なタイプ

学校などで人付き合いがうまくいかない、先生や友達と何らかのトラブルを経験したことがある場合などに、現実逃避的な感覚で依存していく。

●発達障害または、衝動性が強い性格

何らかの発達障害を持っている、やりたい!! と考えたら我慢が苦手という衝動性が強い性格の子どもも依存しやすい傾向がある。

●自由な時間がある

放課後に、やることがなく暇つぶしに始めてそれが習慣化してしまうケース。現実生活が充実していない、ゲーム以外の遊び方がわからない。

●保護者もネット依存気味で幼少期から使用

保護者の影響で、乳幼児期からスマホに接触していたり、日々目の前で保護者がスマホを使用していたりする環境下で生活を送っていて、ネットの使用に抵抗がない。また、保護者も子どもの使用については気にならず、後ろめたさも感じない。

●ひとり親または、父親が長期不在

ひとり親家庭で、保護者が深夜まで仕事をしていたり、父が単身赴任などで不在の場合など、親との関わりが少ないと、スマホをいじる時間が増えて依存を助長してしまうことがある。

第1章 スマホなどによるネット依存の基礎知識

オンラインゲームで <u>昼夜逆転</u>するわけ

　オンラインゲームでは、遠く離れている人と同時にゲームを共有することができます。ネット上の仲間と、チームを組み、スカイプなどを使って相手と雑談しながら遊ぶという特徴もあります。プレイヤーは夜、10時以降にゲームサイトに集合します。学生である子どもたちもその時間から参加です。そして、夜中までゲームをし、終わったらチーム内で、作戦会議や反省会です。ゲーム終了と同時に解散にはならず、その後は、次戦に備えて自分のキャラクターを鍛えてレベルを上げたり、攻略法を見つけたりするなどの作業に移ります。どんなに夜遅くても、この流れは、彼らにとってとても充実した時間となるのです。

　ゲームの種類によっては、時間での終わりがないもの、毎日続けることで強くなるものもあります。このようにオンラインゲームを一日中、一晩中、夢中でやっている子どもたちが多くいます。

　オンラインゲーム、そのチームの仲間たちも問題です。学校の友達であれば、毎日同じように学校生活がありますので、同じ生活リズムです。しかし、ネット上で知り合った、素性のわからない人が相手です。多くは社会人でしょう。学生である子どもたちは、その人たちの予定に合わせてゲームをするのです。

　深夜までオンラインゲームをしている子どもは、朝起きられません。登校しても授業に集中できない、体調が悪くなるなど、少なからず生活に支障が出てくるのです。夜中まで毎日ゲームを続け、次第に昼夜逆転してしまうのです。

第2章

保護者支援とその対応

Q07

保護者からの相談①「長時間使用」

長時間スマホの操作をして困っています

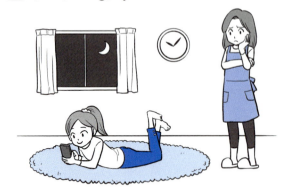

A 子どもにスマホで何をしているのかを聞いてみましょう

　まずは子どもと話をします。スマホで何をしているのか、オンラインゲームか、SNS（LINE）なのかなどの内容を聞きます。問い詰めず、叱らないで話を聞きましょう。

　ゲームであれば、何のゲームをしているのか、オンライン上の相手はいるのか、誰としているのかなどを聞きます。そのとき、どんな答えでも感情的にならず、興味を示しているような、寄り添った気持ちを持つことがポイントです。SNSであれば、多くはLINEです。グループLINEなのか、個人的なのか、誰とどんな仲間とやりとりをしていることが多いのかも尋ねてみます。

　スマホの長時間使用は依存の入り口になる可能性があります。

　上記のことを、家族が聞けない（聞かない）ようであれば、学校が保護者と連携をとりながら、養護教諭、スクールカウンセラー、または担任が聞きましょう。

　本人が家族と真面目に会話ができないレベルや、学校に行かない、暴力や暴言などで家庭生活にまで影響が出ている場合には、第三者の介入が必要です。専門機関に相談し、病院を受診するなどして今の状態から抜け出さなければいけません。

対応とポイント

何をしているのかがわかったら使い方を話し合って決めます

●SNS（LINE）にはまっている場合

　誰とLINEをしているのか、そしてそのLINEでどのようなことを話しているのかを聞いてみましょう。本当に必要な連絡をとっているときもあれば、緊急性のない一言だけ、スタンプだけのやりとりもあるはずです。

　急いで連絡をとらなければいけないLINE、既読スルーでもいいLINEはどれかを、自分の中で決めながら使えることが大切です。

●オンラインゲームにはまっている場合

　誰と何のゲームをどのくらいの時間やっているのか、そしてそのゲームをやっているときの気分なども一緒に聞いてみましょう。やっていて、どんなところが面白いのかも聞きます。もしかしたら、友達に誘われたからなどの理由だけで自分の意思ではなく、何となくやっているだけかもしれません。声に出すことで、必要性や時間を意識した使い方を考えることができます。

　そしてゲームは、毎日の習慣にしないことが重要なポイントです。決めた時間の範囲だからと、毎日同じ時間にすると習慣化してしまいます。時間があるからやってみよう、ではなく、不定期に、本当にゲームをしたいときだけという方法なども提示し、使用時間を話し合いながら一緒に決めます。

●話し合いができない場合

　家族と話ができないほどスマホをしている場合には、第三者の介入が必要です。専門機関に相談したり、専門病院に受診をすすめて今の状態から抜け出さなければいけません。

　横から取り上げる、充電器を隠す、ネット環境を遮断するなど、感情を刺激するような行動をしてはいけません。

スマホの長時間使用で起こる
家庭内でのトラブル

夜更かしによる生活の乱れ

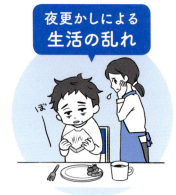

特徴と傾向 夜遅く（子どもによっては早朝）までスマホをしているため、朝決まった時間に起きられなくなります。寝不足によって脳の働きがにぶくなり、朝の目覚めが悪いため、体調不良で学校に行けず、行けたとしても、授業に集中できなかったり居眠りをしたりすることがあります。

やるべきことができない

特徴と傾向 スマホ使用時間をコントロールできずに、だらだらと長時間やることによって、外出、習いごと、勉強や就寝時間などが守れません。入浴、歯磨きまでも面倒になることがあります。ひどくなると、一日中家の中で過ごして、ひきこもりにもなっていきます。

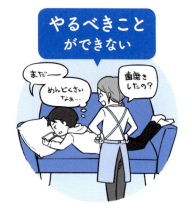

家族団らんがなくなる

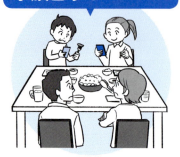

特徴と傾向 家族で食卓を囲んでも、スマホをいじりながら食事、同じ部屋にいてもスマホ、話しかけてもスマホに夢中で聞こえていないなど、スマホ中心で家族との会話ややりとりが極端になくなり、意思疎通ができません。

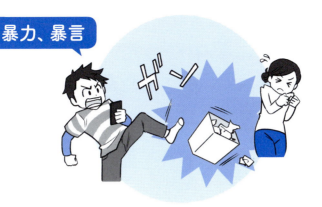

暴力、暴言

特徴と傾向 スマホの使用時間を注意されると逆ギレして「うるせ～な～」などと言います。少しやり過ぎていることを自覚していても、全面的に否定します。スマホをしていないときにイライラしていることもあります。口論からエスカレートして、ときに親や兄弟に暴力をふるう、スマホを取り上げたりすれば手に負えないほど暴れるケースも少なくありません。第三者が入るとよくなるケースもあります。

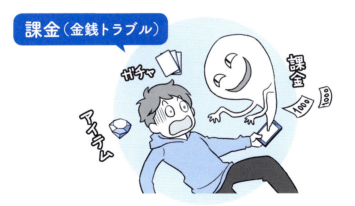

課金（金銭トラブル）

特徴と傾向 ゲーム障害では、最初は無料だったゲームが、クリアしていくうちに課金制度になるものがほとんどです。アイテムを増やすために、どんどん先に進み、信じられない高額請求を受けることや、保護者のクレジットカード番号をこっそり入力して支払いをしていることもあります。祖父母にお金を要求するケースも。さらにエスカレートすると、課金のお金欲しさに家族のカードや現金を盗んだり、援助交際などで体を張ってお金を手に入れたりする子どももいます。

Q08 保護者からの相談② 「いじめ」

スマホに夢中だった娘が、最近スマホを見るたびに様子がおかしく、気になっています

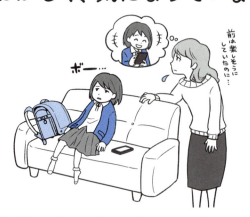

A 子どもの様子が気になったら、すぐに話を聞きます。見て見ぬ振りや放置をしてはいけません

　スマホは、タッチするだけで知らない人につながり、未知の世界のトラブルに巻き込まれる可能性が高いツールです。子どもたちは、みんなが持っているから、すぐに連絡がとれるから、という理由をつけて買ってもらおうとしますし、買ってもらっています。連絡手段のためと軽い気持ちで使い始めているかもしれませんが、便利な反面、数え切れないトラブルに巻き込まれたり、依存になったりする可能性があるのです。

　知らない人に出会い、巻き込まれるトラブルだけではなく、身近な友達とのネット上での言葉の行き違いから、自ら命を絶つ事件にまで発展するなど、残念ながらさまざまな事件が起こっています。

　楽しくスマホを使っていた様子が少しでも変わっていたら、そのサインを見逃さないでください。また、そのような様子を見たときには、「どうしたの？」という声かけで、子どもの話を聞いてみましょう。いじめを受けている子どもは、自分がいじめられていることを誰にも言えずに隠す傾向があります。

対応とポイント

日頃から子どもの様子を十分に観察し、様子が気になったら、声かけを

●いじめだけではなくネットで知り合った人とのやりとりも心配

　スマホ問題は早期発見、早期解決です。特に、いじめが背景にある場合には慎重な対応が求められますし、ネット上で知り合った相手と危ないことをしている可能性もあります。スマホ問題はLINEいじめから写真、画像のトラブルなど根が深いので、しっかりとした対応が必要です。

●早めに保護者と学校で連携を

　子どもに「先生に自分で言いなさい」は、厳禁です。保護者が先生に直接相談します。担任の先生、もしくは養護教諭や、スクールカウンセラーなどの話しやすい先生でいいでしょう。積極的に動いてくれないときには、校長先生でも、教育委員会でも、警察でもいいので、早めに行動をしてください。

●いじめがわかったら、スマホは保護者が預かる

　スマホが原因ではなくても、スマホを持っていれば、その中でエスカレートして追い詰められてしまう陰湿ないじめもあります。子どもたちだけでいじめは解決できません。「スマホはちょっとお休みしようか？」という流れで、スマホから少し距離をおかせます。家族や親が一番の味方にならなければ、子どもを救うことができません。保護者は必ず子どもの味方になる！　ということを忘れずに、丁寧に対応してください。そして親もいじめの内容を把握できるように、スマホでのやりとりを見せてもらいます。

女子に多い スマホとSNS(LINE)のスパイラル

やめられないのはどうして？

クラスの半分以上が、スマホを持っているということもあり、ず〜っとおねだりしてついに6年生の秋にスマホを買ってもらう。卒業に向けてLINEグループ作りが流行している。

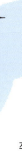

念願の
スマホGET!!

スマホ買ってもらったよ〜
LINEしよう！

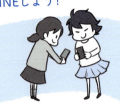

いくつも
グループ

卒業でまたグループ

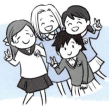

中学入学

新しい友達でグループ

中学生活
スタート

気がつくと友達が
ものすごい数に…

ある日の放課後

朝ごはん中も

やめなさい

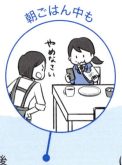

学校ではOFFでも

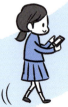

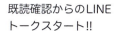
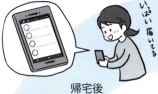
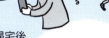
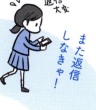
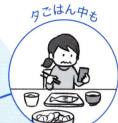
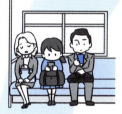
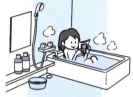

> １人の友達との会話が終わっても、グループやらほかの友達から次々と来るLINEに返信を続けていたことで生活リズムが乱れてしまいました。

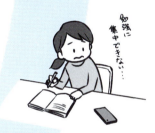
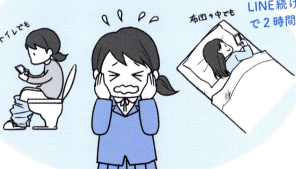

Q09 保護者からの相談③「反抗」

何時間もオンラインゲームをしています。注意しても、やめません

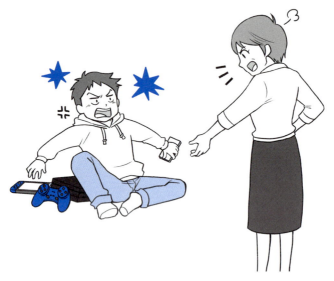

A 注意を受けて暴れるという行動は、依存特有の症状です

　ネット依存のいろいろな研究や症例に、オンラインゲームをやっていると暴言や、暴力をふるう症例が多いとあります。特に、暴力で満ちているような戦争ゲームや戦うタイプのゲームなどをやっている場合は、その傾向が明らかです。しかし、中にはそうではない、かわいいキャラクター系であっても暴言などがあることもわかってきています。オンラインゲームは中身に関係なく暴言・暴力を引き起こす可能性があるようです。

　一方で、暴れることはないけれども、注意されても全く反応がない子もいます。依存になった子どもは家族の注意や忠告に反応しない（聞こえない、無視しているような態度をとる）ことがあります。いずれにしても、依存になると家庭内トラブルが多くなり、家の中の雰囲気が変わってしまいますが、反応のパターンには共通点も多いので知って、おくとよいでしょう（p.52）。

対応とポイント **依存になった子どもは、親の注意や忠告ではやめません。むしろ反抗的な態度をとります**

●暴れている瞬間は刺激をしないでそのまま様子を見る

親の忠告に慣れてしまった子どもは、注意だけではやめません。暴力的な行動の限度にもよりますが、注意をされて物を投げたり暴れたりするなどの反抗的な攻撃をしているときには、エスカレートしないようにある程度見守ります。落ち着くまで少し距離をおきつつ、理解を示します。

●落ち着いたときに話し合いをしてみることをすすめる

オンラインゲームの使用について、まずは家庭内で話し合ってもらいます。どんなゲームをしているのか、時間をコントロールできるかを話し合うことが大切です。その際、紙に書いて記録をとり、決めたことを実行させます。家庭内で話し合いが難しいようであれば、学校側（養護教諭や担任）が代わりに対応しましょう。

●家族が身の危険を訴えているとき

暴力行為がエスカレートしてくる、棒や刃物などの危険な物を振りかざしている場合には、ためらわず110番通報をすすめます。

実際にそのような行動をとって、警察に止めてもらうケースもあります。そして、同じトラブルを起こさないためにも、早めに専門機関に相談、もしくは専門病院への受診につなげます。そのとき、警察や児童相談所の力を借りることが必要なときもあります。

> **MEMO**
>
> 成長過程の反抗期的な態度からくる一過性のものか、依存症による病的なものなのかの見極めは難しいです。落ち着いたときに家族と話し合いができるかどうかが、行動を起こすポイントになります。

依存している子どもにみられる
ゲームやスマホの使用を注意したときの反応

　オンラインゲームやスマホの使用を注意すると、以下のような態度、行動パターンがみられます。このような態度は、ゲームやSNSなど、ネットを使い続けたいために起こすものです。突然の反応に「この子はおかしい」「変わってしまった」と思うのではなく、「ゲームやLINEをしたいから」とる態度であり、「ほかの子どもも同じようにしている」「病気のせい」と受け止めます。そうすることで、対応する側も感情的にならなくてすみますし、子どもを追い込むこともありません。

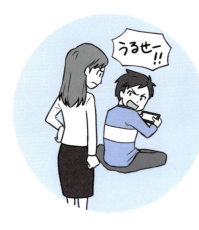

1. 言い訳や、口答え

「そんなに長くはやっていない」「うるせー」「黙ってろ！」などと暴言を吐きます。注意されたことを否定します。

2. 物に当たり、壊す

いきなり暴れ出して、壁を壊したり、物を投げたり、蹴飛ばして壊したりすることもあります。

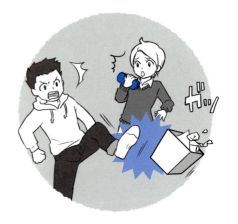

3. 暴力をふるう

注意した人を突き飛ばし、殴ることもあります。徐々にエスカレートして、大けがをさせるようなことがあれば、警察に通報することも必要です。

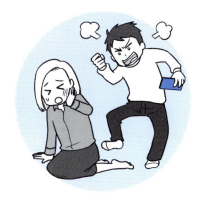

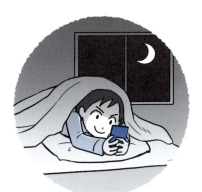

4. 隠れてやる

注意をされたくないからと、夜こっそり部屋でやっている、帰り道のどこかで、また、ネットカフェなどで保護者に隠れてすることも。

5. 無視して続ける

聞く耳を持たず、注意されても無視。オンラインゲームの最中だと、相手に自分の本名などがバレるため、キレることもあります。

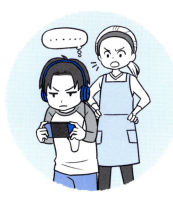

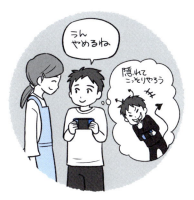

6. 素直にやめた

注意を聞き入れ、一度はやめます。しかし、実はこっそり隠れて違う場所で、または、深夜、早朝などに使っていることもあります。

Q10 家庭内での行動に現れる ネット依存のサインはありますか？

A 長時間使用や、やるべきことが おろそかになってきたら要注意

　ネット依存になると、今まで普通に送ってきた日常生活が、普通に送れなくなります。やるべきことがおろそかになり、勉強時間、睡眠時間が明らかに少なくなる、朝起きられないなどの行動面のほか、用事もないのにすぐにスマホをいじり、家族とコミュニケーションをとるよりもスマホをしている方がいいと、対面の会話すら、面倒になってしまいます。

　ひどくなると、不登校、暴言暴力などが目立ち、スマホ使用以外のすべてのことに興味を持たなくなり、気持ちや脳にも変化が現れます。

行動面	
■自室にこもることが多い	■今まで興味があったことに興味がなくなった
■常にスマホを所持し、チェックしている（トイレ、食事中、入浴中、寝る前など）	■生活が乱れてきた
	■成績が下がった
■家族との会話が急激に減った	■オンラインゲームの時間を聞くと、嘘をつくようになった
■夜更かし（睡眠不足）になった	
■朝起きられなくなった	■友達が変わった（仲がよかった友達と遊ばなくなった）
■学校に行きたがらない	
■笑顔が少なく、無表情になった	■言葉遣いが悪くなった

体調面	
■だるさなど、体調不良を訴える	■顔色が悪い
■イライラしていることが多い	
■性格が変わった	

対応とポイント 家族が、おかしいな？
と感じた時点でグレーゾーンです。
ひどくならないうちに対応を

●まずは、家庭から。生活リズムを整えさせます

　生活習慣が乱れていなくて、やるべきことをやっている中でのスマホ使用は、依存ではありません。起床から朝食摂取、通学、放課後の過ごし方、宿題から就寝時間までを見直して、行動させましょう。学校での指導は、保護者と連絡をとりながら進めていくことが早期改善につながります。

●家族とのコミュニケーションの見直しのすすめ

　子どもには積極的に話しかけ、関わりを増やして会話をします。

●学校と家庭の連携

　生活リズムの乱れや子ども同士のトラブルなどがあれば、それをきっかけに"スマホの使い方について"ということで、本人、保護者から様子を聞き取ります。基本的には親子で話し合ってもらいますが、必要に応じて学校と連携をとり、対応していきます。家庭内で解決できるのであれば、学校の介入は必要ありません。

●子どもと話し合いができない家庭の場合

　学校と家族では手に負えないと判断をした場合には、相談機関、専門病院へつなぎます。自分が依存だと認めない子どもは、病院などへ連れていくことができません。学校の先生に説得してもらうことも重要です。

Q11 学校生活に現れる、ゲーム障害のサインはありますか？

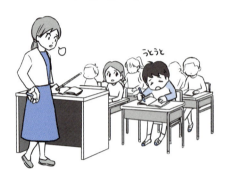

A オンラインゲームをやっていての不登校は、ゲーム障害の疑いがあります。
学校に来ていても、スマホが気になってしょうがない子どもは、グレーゾーン

　学校生活の中では、スマホを使用する機会が少ないので、依存の子どもを見つけることは難しいのですが、ゲーム障害の子どもにはいくつか気になる共通点があります。日ごろの様子から気にかけてみましょう。

行動面
- 遅刻、欠席、早退が多い
- 授業中に居眠りをする
- 保健室をよく利用する
- 成績低下
- ネット上の情報に敏感
- 雑談はほとんどオンラインゲームの話
- 忘れ物が多い
- 人の話を聞いていない、もしくは聞かない
- 休み時間は1人で過ごすことが多い（寝ている、かくれてスマホをいじっている）

体調面
- 疲れやすい、だるそうにしている
- すぐにイライラする
- いつも眠そうである
- 集中力がない
- 頭痛を訴える
- 睡眠不足

対応とポイント

学校での様子を注意深く観察して、グレーゾーンの子どもの支援と対応を

●ゲームに依存している影響は体調に現れます

保健室への来室が多い子どもや、学校生活で気になる子どもには、担任と連携しながら保護者と情報を共有し、養護教諭やスクールカウンセラーも体や心の面から支援をします。依存が疑われる子どもは、保護者と話し合い、専門家へつなぐなどの早めの対応をしましょう。

不登校、欠席が多い、遅刻、早退が目立つ場合にも、学校と保護者で情報を共有して、専門機関へつなげます。

●オンラインゲームと不登校

オンラインゲームにのめり込んで、昼夜逆転の不登校というパターンと、団体行動が苦手で、学校を休みがちになってから家でネットやオンラインゲームをし続け、たまに学校へ行っても、誰も相手にしてくれず、ネット上の相手とのやりとりによって、不登校になってしまったパターンと、大きく分けて2つあります。

いずれにしてもゲーム障害の疑いがあるので、欠席が続いている段階で保護者へ連絡をして、子どもの様子を聞きとり、カウンセリングや医療機関へつなぐなどの対策を考えていかなければなりません。

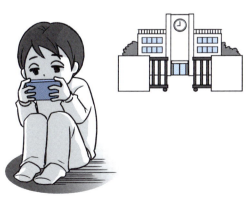

ゲーム障害につながる可能性がある グレーゾーン の行動と様子

- 体調不良で保健室をよく利用している
- 夜遅くまでネットをしていた翌日の朝、具合が悪いと訴え、学校を休むことが多くなった
- 朝「昨日スマホで何時までオンラインゲームをしていたの？」と聞くと時間を少なく言う（嘘をつく）

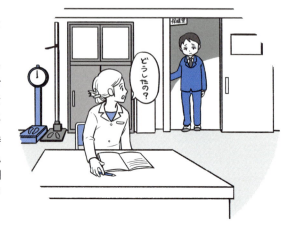

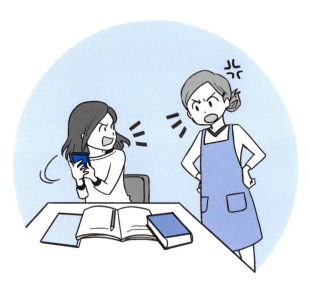

- 勉強中も、作業中もスマホを気にしたり、操作したりしている
- スマホを控えるべきという場所や状況でもやっている
- いつでもスマホを手元に置いている

子どもが重度のネット依存やゲーム障害に陥ったら、家族は疲弊するだけではなく、治療、通院も困難です。家族関係が崩壊したり、保護者がうつ病になったりすることもあります。日ごろから子どもの様子や行動を気にかけましょう。

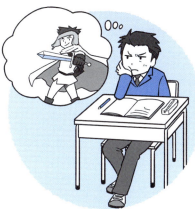

- スマホを触っていないと、無気力で機嫌が悪い
- スマホの中にオンラインゲームのアプリなどをいくつもダウンロードしている

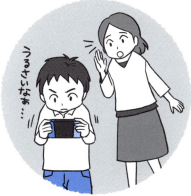

- 誰かに話しかけられても、スマホ操作をやめない
- スマホの使い方や時間を指摘すると反抗する

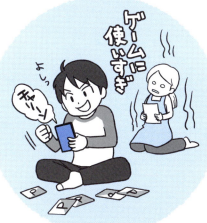

- 誕生日などの記念日に、欲しいものを聞かれるとスマホやオンラインゲーム関係のものばかりを要求する
- 金遣いが荒くなった（プリペイドカードなどゲーム関係のものが多い）

59

Q12 学校側のスマホ対応やルールに、保護者の理解が得られません

A 家庭の事情もさまざまです。子どものメリットを一番に考え、そのほかのことに巻き込まれないように対応を

保護者に何かを相談しても、子どもと保護者との間に問題があると、その解決は非常に難しいものです。すぐに改善できるものは少なく、少しずつ解決していきます。ときに、両親（もしくは父母のどちらか一方）も問題（病気や障害など）を抱えている場合があります。特に多いのが、保護者が離婚をしているひとり親家庭、お父さんが単身赴任で親自身が忙しくて子どもの行動をコントロールできていない場合や、父親がネット・ゲーム使用に寛大過ぎること、また、その逆で厳しく、本人に対する要求が高すぎることもあります。さらに、本人に対する足並みが揃わずに、何らかの調整が必要な場合もあります。

また、ある程度経済的に余裕のある家庭では、欲しがる機器を与え過ぎて、ネット依存の環境因子を保護者自らつくってしまったケースもあります。

そのように、いろいろなタイプの保護者にも"今、子どもを守るためにできること"を考えて行動してもらいます。

対応とポイント 要点をしぼって伝え、できそうなことを一緒に考えます。

●スマホやオンラインゲームの長時間使用で起こる子どもの影響をわかりやすく説明する

　保護者がIT関係、ゲーム関係などの仕事に就いている家庭や、両親もゲームをしているなど、ゲームに関して特に何も感じない場合、母・父でゲームに対する考えが違い、使用制限について理解が得られない、子どものスマホ問題や行動を気にしない場合などいろいろあります。学校側から言いにくいこともありますが、子どものためと割り切ってください。子どものころからの、長時間の使用は日常生活を送るうえでさまざまな問題があることを伝え、改善していくことの大切さを知ってもらいます。

●子どもに少し関わりを持つ時間をつくってもらう

　子どもも、成長とともに忙しくなり、家族といる時間が減りますが、そのタイミングでネットを使用していると、さらに家族団らんの時間がなくなります。特に、母子・父子家庭や単身赴任などの事情で、親子で向き合う時間が少ない家庭の子どもが、スマホを持たせてもらった瞬間から、暇つぶしや寂しさを埋めるためにネットに依存してしまった例も多くあります。

●子ども自身と直接話をする

　ネット使用について、問題点を自覚してもらうためにも、どの程度使っているのか、生活に影響はないのか、朝決まった時刻に起きられるのか、食事はとっているのか、夜は何時に寝ているのか、やるべきことはやっているのかなどについて本人に聞き取りをして、その中で使用時間を減らせるように指導します。

ネット依存の予防指導

case 1
スマホでのネット使用に対して寛容

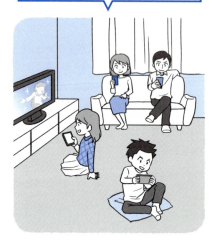

- 保護者自身もスマホを愛用。一緒にゲームなどを楽しんでいる
- 子どもが長時間使用していても気にならない

　クラスなどでスマホやオンラインゲーム、LINEの使い方や時間を決めても、守ってもらえないことがあります。保護者には、"子どものため"という面からわかってもらえるように、話をします。
　もし、保護者に聞き入れてもらえない場合には、子ども自身に直接伝え、フォローをしていきます。本人がしっかり理解していれば、学校での取り決めは守れます。

case 2
母子・父子家庭で子ども任せ

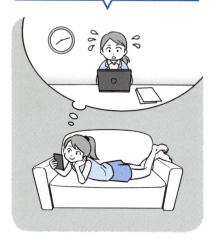

- 保護者が忙しくて放任
- 子どもへの関わりが希薄
- 子どものスマホの使用時間などはわからない

　ひとり親家庭の場合、保護者不在時の連絡手段としてスマホを持たせることも多くあります。普段の使用も、放任されているのならば問題にします。忙しいことには理解を示しつつ、今しかできない関わり方もあることを伝えます。
　家で1人の時間が長いとオンラインゲームやSNSで誰かとつながっていたいと思うこともあり、誰と何をしているのかも注意が必要です。

タイプ別 保護者への対応

case 3
母・父親の意見が違うタイプ

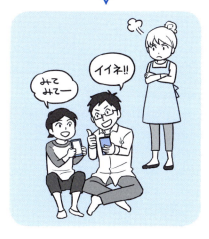

- 家庭での対応、取り組みが難しい
- 子どもが戸惑う

　母親はオンラインゲームが好きではないが、父親は大好き、もしくは父はスマホを使わないが母はSNSなどを使いこなして、楽しんでいる保護者も要注意。両親で考え方が違うと、学校での指導はもちろん、子どもも、どうしたらいいのかわかりません。改善を考えている方の保護者と話し合いを重ねて、ネット依存対策を進めます。

case 4
保護者や家族に病気、もしくは障害などがある

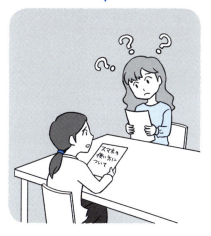

- 学校側の意図が保護者に通じない
- 家庭での対応、取り組みが難しい
- 子どもへの関わりが希薄

　ネット依存の問題だけに限りませんが、精神疾患や病気を抱えている場合、もしくは、家族にそういった方がいる家庭は学校との連携がうまくいかないことがあります。保護者が子どもとの時間や、関わりがあまりとれていないことが理由です。まずは子どもに話をし、状況や環境を見ながら必要に応じて専門機関と連携しましょう。

Q13 子どもの対応や声かけに悩んでいる保護者がいます

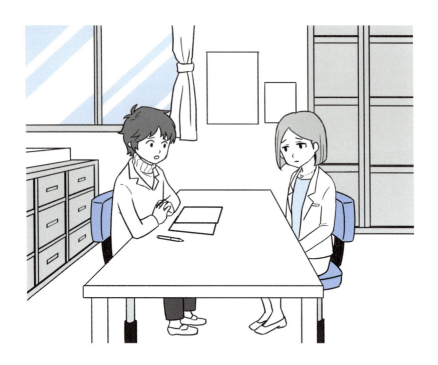

A 保護者の困りごとをできる限り聞き、専門家につなげます

　子どもの問題に疲れ果てている保護者への対応には、気持ちの整理整頓ができるような支援をします。窓口は、担任だけではなく養護教諭、もしくはスクールカウンセラーが同席するとよいでしょう。相談を受けながら、一緒に気持ちを整えるお手伝いをします。

　例えば、ネットに関する知識が不十分なため、過度の自責感を持っているお父さんやお母さんがいます。そういった感情は、不要です。そうした気持ちを一緒に聞きながら整理してあげます。そして、必要なものを順序立てて整理します。ちょっとすっきりすると、意外といい対応を思いついたり、前向きになれたりするのです。

対応とポイント
原因は子どもの問題だけではなく家族を含めた問題の可能性があります

●保護者の思いを受け止める

　ゲーム障害が疑われる子どもを持つお母さんは、不登校や生活状況に悩み、やっとの思いで病院に相談の電話をかけてきます。

　その際、家庭内のいろいろな様子を話してもらっています。ひきこもり状態の子どもの様子、家庭内暴力、家庭内の会話について（実際は会話がほとんどないことなど）、挨拶もしない、家族間の凍てついた空気感……などもです。家庭内のこうした問題が次々に湧き出て、大きさや形を変えてその様子と行動が薄くなったり濃くなったり、子どもの症状に対する緊迫感もさまざまです。

●どのように対応していけばいいのか

　落ち着いた相談者に出会うと焦る気持ちも落ち着いてきます。ときに、相談センターなどで、様子を見ておきましょうと言われますが、様子を見ているうちに依存が進行することがあります。対応が遅いと、治せないことが出てくるかもしれませんので、できるだけ早めに専門病院への受診につなげます。

保護者にかけたい言葉

保護者の気持ちに寄り添う声かけをします。

- 「お母さんの心配する気持ちはよくわかりますよ」
- 「大変でしたね、一緒に考えていきましょう」

などと、思いを受け止めます。「買い与えてしまったから……」とか、「OKしてしまったから……」などの後悔の話は丁寧に聞きますが、"これからどうしていくか"という前向きな話をしていきましょう。

保護者から相談を受けたときの対応

　保護者から相談を受けた場合には、以下に挙げるスマホやネットの長時間使用問題の背景になっていそうなことは、できるだけ隠さず話をしてもらいます。そこから家庭・学校内での問題、例えば、"ネット友達との関係を続けたくてオンラインゲームがやめられなくなった"など、現状と改善点を見つけていきます。

1. 現状の把握と、保護者の困りごとを傾聴する

子どものどのような様子に困っているかを具体的に聞きます。

- スマホを離さない
- スマホを深夜までやっている
- LINEで友達ともめた（もめているのではないか）
- スマホの長時間使用を注意するとキレる
- 夜遅くまで使っていて朝起きられない
- スマホをしている方がいいと言って学校に行きたがらない
- 家庭内暴力
- 家族団らんの消失（兄弟・親子会話の有無、けんか）
- オンラインゲーム、動画視聴、SNSにはまっている、やめない
- 暇と感じる時間があると、スマホをいじってしまう　など

家庭での困りごととあわせて話が進められるように、学校での子どもの様子を事前に調べてメモをしておく

- 遅刻、早退、欠席、保健室利用の回数
- 休み時間の様子（何をしているか、友達との会話の様子など）

2. ネット環境を聞き、依存程度を見極める

- スマホやパソコンなどを所持した時期
- 家、放課後での利用頻度と時間、学校からの帰宅時間、使用時間について
- 毎月の支払い金額、課金などの程度
- オンラインゲーム、動画視聴、LINE、SNSなど、スマホに入れているアプリ
- 何をしているのか、夢中になっているのか
- 深夜の使用と就寝時刻、起床時刻、食事中のスマホ使用状況
- スマホ使用にやるべきことを奪われていないかなど

3. スマホ長時間使用の背景にある問題を探す

- 成績が悪い
- 学校に友達がいない
- 学校内でいじめにあっている
- 対人関係にストレスがある
- 父親、母親とうまくいっていない
- 家族の問題（ひとり親、障害を持っている人がいる、体調が悪い人がいる）からの関わり不足　など

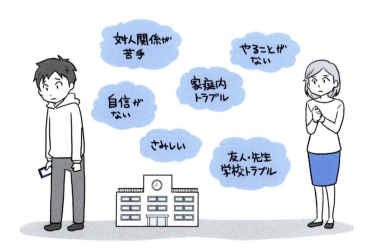

4. 背景の問題を解決する

　最終的な目標は「スマホの長時間使用がなくなること」「子どもがネット使用以外の時間を過ごすこと」です。この問題は、1人で対策を考えて行動を起こすよりも、家族や学校関係者、周りの子どもと一緒に進めることが改善のポイントになります。

計画例

＜学校ができること＞
- スマホを使用し続けてしまう時間をほかの時間に充てる
（部活動、委員会、クラブ活動への参加）
- スマホ使用に関しての学年、クラスごとなどのルールを決めて実行する
（皆で取り組むことにより実行しやすい）
- 学校内での問題であれば解決策を出し、実行する
（対人関係、教師との関係など）

＜家庭でできること＞
- 家族関係の見直し
（関わり方、家族内での使用ルールを決めて実行する）
- 家にいるときの空き時間の過ごし方
（何となく使う……という習慣からの依存を予防）

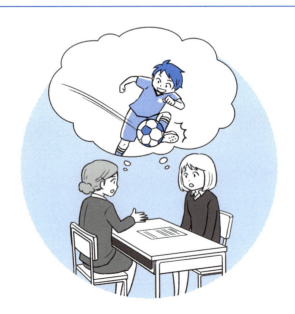

5. 依存が強くて問題があれば専門機関へつなぐ

　問題（様子の）解決方法が見つからない、話し合いができないときにはすぐに専門機関へつなぐことです。様子を見ているうちに悪化することがあります。相談から受診まで、速やかに行動を起こすようにします。

●ネット依存に伴う問題と様子 ──────────

身　体	体力低下、運動不足、骨密度低下、栄養の偏り、低栄養状態、肥満、視力低下、腰痛、エコノミークラス症候群など
心	睡眠障害、昼夜逆転、ひきこもり、意欲低下、うつ状態、自殺企図など
学　業	遅刻、欠席、不登校、授業中の居眠り、成績低下、留年、退学など
家族、対人関係	家庭内暴力、暴言、親子関係の悪化、友人関係の悪化など
その他	課金による浪費など

注意すること

- 様子を見ていて手遅れにしない
- そのうち飽きる、やめるだろうという安易な考えは持たない

●欠席が続くなど、気になる子どもがいるときには

　学校に相談することができる子ども（家庭）は、もしかしたら、少し軽度なのかもしれません。重度で、真面目な保護者ほど「学校に迷惑がかかってしまうから、学校の先生を巻き込めない」と、問題を抱えてしまっていることもあります。学校に３日以上不登校の児童生徒がいる場合には、保護者に気になることや家庭での様子を尋ねます。ネット依存が心配な子どもがいるかもしれません。

依存によって**家族が感じる困りごと**

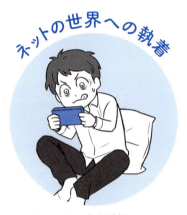

ネットの世界への執着

- ネット上の交友関係
- リアルの世界よりバーチャルの世界に居場所をつくる
- 現実世界で生きることへの意欲の消失

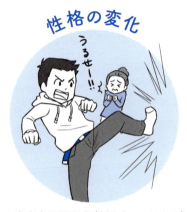

性格の変化

- 家庭内不調和音（話さない、けんか）
- 暴言暴力
- うそをつく
- キレやすい
- コミュニケーションがとれない（家族、友人など）

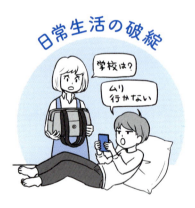

日常生活の破綻

- 登校しぶり、不登校
- 成績が落ちる
- お金の無駄遣い
- 時間の浪費
- 不健康

先の見えない恐怖と不安が混じり、家族が心の病気になることもあります。

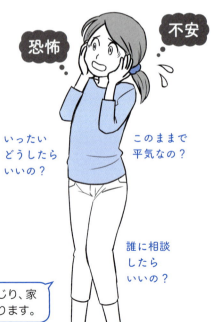

第3章

ネット依存から脱出するために

Q14 本人にオンラインゲーム依存の自覚がないときはどうするの？

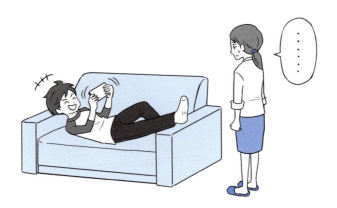

A 子どものゲーム依存のほとんどは、自覚がなく、家族がやめさせることはとても難しくなります

　多くの子どもたちは、ネットの世界は楽しいし、人には迷惑をかけていない、やって何が悪いという意識だと思います。オンラインゲームへの依存のしやすさは個人差が非常に大きいため、現代社会では一律に規制するのも難しく悩ましいところです。また、未成年者は衝動のコントロールが難しいので、ネット使用を自制することが困難です。だからといって、周囲の大人が一方的に取り上げたり、規制するのも危険です。

　依存になった子どもは、親の注意や忠告では、オンラインゲームをやめません。むしろ、「うるせーな！ そんなにやっていない!!」などと暴言を吐いてキレることが多いのです。これに対しどのように対応するかというと、学校、家庭での生活にも大きな影響を与えている場合には、受診して治療が必要です。

　ネット依存、特にゲーム障害は、回復が難しいです。未成年者のゲーム障害の中核は小学校高学年〜大学生が多く、特に小学生には、依存の概念や危険性を理解させることは難しいのです。本人の努力で、減ゲーム、減ネットの例もありますが、多くは専門家の力が必要となります。

対応とポイント 子どもと大人の感覚は違います。まずは寄り添う姿勢を

●注意をするタイミングは重要

　子どもが、オンラインゲームばかりやっていて、乱れた生活を送っていたら、保護者は一生懸命、監視して小言を言います。すると、子どもも反発します。親はそれに対してまた「捨てるわよ」「壊すよ！」と言います。

　実際に取り上げると悪循環に陥ることがほとんどで、家庭内暴力につながったということも少なくありません。それは、子どもの感覚と親の感覚は違うからなのです。

　例えば子どもは『今、この画面での戦いが終わった段階で、一回やめよう』と思っていたのに、横からうるさく言われて反発、そのやりとりのせいで、やめるタイミングがなくなることもあります。

●「やめなさい！」ではなく、できた事実をほめる

　外来でも、ご両親に対して少しでもオンラインゲームの時間を減らしたら、お子さんをほめてやってほしいと伝えます。例えば、10時間ゲームをしている子どもが8時間に、2時間減らしました。彼らの2時間はとても大きい。ですが、お父さんやお母さんは2時間なんてとんでもない、8時間減らして2時間にするならほめます！　と主張します。親の感覚と子どもの感覚にはだいぶ差があることがわかります。もし、その減らした2時間でもほめたとしたら、子どもたちはそれを受け止め、また次に2時間減らそうというように変わっていくのです。そういった親子関係を見直しながら、焦らず、子どもに合わせて、ゆっくりよい方法を見つけるのもひとつの方法です。

第3章　ネット依存から脱出するために

病気を認めないのは当たり前
依存の心理にある「否認」

●何度受診を誘っても本人は拒否しますが……

　依存の人には「否認」という心理が働きます。「否認」とは認めないということです。何を認めないかというと、"自分が依存していることや、ネットやゲームにまつわる問題"です。もし、認めてしまったら、周りからやめなさい！　と言われます。本人はやり続けたいのですから、「特に問題はない」と言い、そのような態度をとります。

　ですが、高校生くらいになると、外来に来る子どもの多くは、本当は自分でも自覚していて、近くに両親がいないところで、「本当に問題ないと思う？」と聞くと「問題がある」と答えます。「どうしたいのか」と聞くと「オンラインゲームの時間をもう少し減らしたい」「学校に行きたい」という気持ちを話してくれます。実はいろいろと自分なりに考えているのだと思われます。

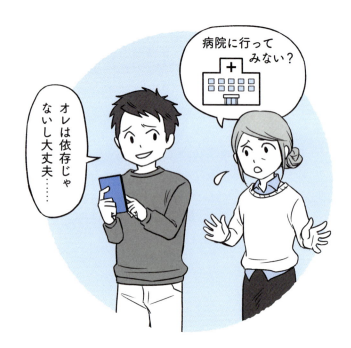

> 依存脱出のポイント❶

家族ではない第3者の介入を上手に活用

　生活の改善、病院の受診など、家族の忠告には聞く耳を持たなくとも、学校、病院の先生、友達からの指摘は素直に聞き入れる子どもは少なくありません。

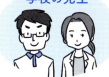
学校の先生

　生活リズムの話を聞きつつ、オンラインゲームの時間やどんなゲームをしているかを確認します。睡眠時間、勉強など、やるべきことの妨げになっているようであれば、"どうすれば改善することができるか"を一緒に考えます。学校の先生による個別指導での話し合いだけでも改善した例があります。

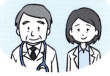
友達

　クラスで、学年で、学校で友達と共通のルールなどがあれば守れる！　というのであれば、そういった決まりごとを作るのもよいでしょう。また、仲のよい友達からの助言も効果があるようです。

医師・カウンセラー

　病院受診をすることによって、何となく続けていて、変えられなかった自分の習慣を見直すことができます。体のこと、これからのことを考え、変わるきっかけにできるのです。専門家、医師と話をする機会をつくってあげましょう。

> 依存脱出のポイント❷

本当に大切なのは家族のサポートです

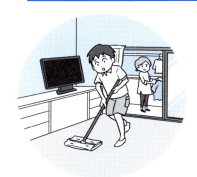

　同じ屋根の下に住んでいる家族は、いつでも介入できます。話しかけたときに本人の機嫌が悪そうなら待っていられます。医師は、病院へ来たときにしかチャンスはありません。これを逃したら次はないかもしれません。でも、家族は小さな様子も察して、本人のタイミングを測ることができます。困っているときには助けられるように、見守りながらサポートしていきましょう。

Q15 使用時間を減らすルールを決めたのに守れません

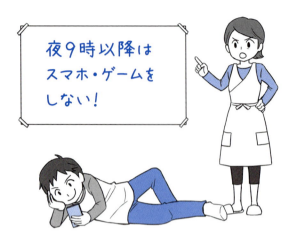

A 終わりがないオンラインゲームは、使用時間制限が難しい傾向にあります

　オンラインゲームの長時間使用が気になるときの、ネット依存対策には、スマホを持たせないことですが、一度スマホを買い与えてしまったら、今さら「使わせない！」と取り上げることはほぼ不可能です。ですからせめて、買い与える前に使用についての約束をしておくべきです。約束をしないで持たせて、長時間使用が気になってきたから……といった時点で、ルールや取り決めをしてもほとんどが守れません。

　スマホの使用時間についてのルールを決めて買ってもらった子も、最初は守れていても、オンラインゲームに依存しつつある場合には、徐々に守れなくなってくることもあります。その段階で気づかずに放置していると、どんどんエスカレートしていきます。買い与える前の使用についての約束には、約束を守れなかったときのこともしっかりと決めておきます。

　オンラインゲームは、終わりがないので時間制限が守りづらく、うまくいかないのでエスカレートしていくと、家族もあきらめて、依存を進行させます。

オンラインゲーム使用時間の取り決めについて

時間ルールを決めても多くは守れないことを知っておく

　オンラインゲームは、終わりがないために時間のコントロールが非常に難しいです。時間を決めても守れないことを、本人も保護者も知っておくことが重要です。"ルールを決めたからやってもいい"ではなく、"ルールは守れないからどうするか"を話し合ってみましょう。

本人の意向を聞く

　本人に時間を守る意思が強くある場合には、決めたルールを実行していきますが、すでにオンラインゲームに依存してしまっている場合には、話し合いで本人の意向を取り入れます。少しでも減らす意思があるのならば歓迎して、使用コントロールのサポートをします。時間制限アプリの利用や、ストップウオッチなどを利用しつつ、日々の使用を振り返ってみます。そしてできたらほめて、できなければ再度話し合います。

アカウントを消す

　依存傾向が強い、長時間使用が気になる場合にはアカウントを消すように説得します。最初は消すことをためらいますが、これから先もずっと、このままの状態でいいのかということ、進学、進路、自分の将来までを考えさせましょう。本人が納得して消すことを決めたら、大人が消すのではなく、本人に実行させます。

子どものゲーム依存予防

対策① オンラインゲームはできるだけやらせない

理由
オンラインゲームは、クリアしてもさらに次のステージへ続き、終わりがない。

結論
ゲームをやらせるならば、オフラインかパッケージ版など、クリアの先にゴール（終わり）がある種類を選ぶ方が依存性が少ない。

対策② 無料のわなには、はまらせない

理由
アプリが無料、もしくは初回が無料でも課金につながるゲームが多い。

結論
無料ゲームは仕掛けがあることを理解させる。ステージアップ、アイテム課金は必ずある。また、個人情報の入力を求められるものもあり、子どもには大変危険。

対策③ 暇だからといってすぐゲームの行動をとらせない

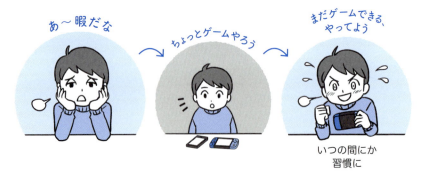

あ〜暇だな → ちょっとゲームやろう → まだゲームできる、やってよう

いつの間にか習慣に

理由
ちょっとの隙間時間に始めたことがきっかけとなって、習慣化してしまうと依存につながる可能性が高いから。

結論
ゲームを習慣化させないために、"暇だな"と感じる時間の使い方を考えておく。

家族の関わりと行動

<子どもの様子> 依存にまでは至っていない場合

❶ スマホ、ゲーム機器は、いきなり取り上げない

　子どもが小、中学生で、行動のコントロールができる場合に限って、取り上げてしまうのもひとつの方法です。ただし、行き当たりばったりではなく、計画的に取り上げます。

- 取り上げる理由
- 取り上げの期間
- 返すための条件
- 返した後に約束を守れなかったときの対応までを本人に伝え、話し合ってからにします。

❷ 冷静に対応をする

　保護者は、感情的に対応をしないで、落ち着いて関わります。

❸ スマホから携帯電話（ガラケー）への変更

　スマホがない生活が難しいのであれば、スマホではないものに機種変更をします。

<子どもの様子> 保護者では行動のコントロールは不可能。ゲーム依存気味の場合

❶ スマホ、ゲーム機器は、絶対に取り上げない

　保護者は、感情的に対応をしないで、落ち着いて関わります。

❷ ネット環境の操作もしない（有線、Wi-Fiの切断など）

　怒りとともに環境を変えることは決してしてはいけません。本人を過度に刺激してしまいます。困り果てた家族が、スマホやゲーム機器を取り上げる、壊す、ネット環境を切断したという家庭のほとんどは、本人が暴れてしまっています。家庭内の雰囲気、環境がさらに悪くなります。

ゲーム依存の先進国
韓国独自の依存対策

韓国がネット依存対策先進国と呼ばれる背景

　韓国は、1997〜98年にアジアの通貨危機により経済が大打撃を受けました。この状況を立て直すために、当時の金大中政権はIT産業振興を経済再生の中核政策に掲げ、情報インフラの整備やベンチャー企業の育成などを推進しました。このような背景から、オンラインゲームの開発と普及が急激に進行し、オンラインゲームは若者を中心に浸透していきましたが、負の側面として、ゲームに関係した自殺やエコノミークラス症候群で死亡する若者が出ました。この状況を重くみた韓国政府が対策に乗り出し、さまざまな予防・治療対策が講じられてきています。しかし、各省庁それぞれが個別の対策を行っており、横の連携がとれていないことが大きな問題と指摘されています。ここでは、その主な対策を簡単に説明します。

1　ネットへのアクセス制限等

　最も有名な対策。いくつかの種類があります。

❶夜間シャットダウン制度

　16歳未満の若者は、夜中の0時から翌朝6時までオンラインゲームにアクセスできない制度。2011年11月より施行されています。

❷選択的シャットダウン制度

　18歳未満の若者またはその保護者は、ゲーム配給先に、彼らが望む時間帯にオンライゲームにアクセスできないよう依頼できます。2013年から施行されていますが、一般によく知られていないためか、ほとんど利用されていません。

❸ネットカフェへの入場制限

　未成年者がネットカフェに入場できるのは午前9時〜午後10時に限られ、夜間は使用できません。

❹疲労システム (fatigue system)

　2008年に韓国インターネット・電子遊戯協会（Korea Internet & Digital Entertainment Association）が自主的に導入したシステム。ゲーム時間が延びると、ゲームのスピードが遅くなるようになっています。2010年に政府の勧告に従って、15のオンラインゲームがこのシステムを採用しています。

2 相談

❶インターネット依存予防センター (Internet Addiction Prevention Center) およびアイウィルセンター (I WILL Center)

　両者ともにネット・ゲーム依存に特化した相談センターです。前者は全国に16か所、後者はソウル市のみに6か所設置されています。いずれも、ネット・ゲーム依存の予防教育、キャンペーン活動、カウンセリングなどのサービスを行っています。

❷精神保健センター (Community Mental Health Center) および依存対策センター (Community Addiction Management Center)

　前者は精神保健、後者は依存全般に対する対応の一環として、ネット・ゲーム依存に対するカウンセリングや医療機関への紹介等を行っています。

3 スクリーニング・治療

❶スクリーニング

　小学4年生、中学1年生、高校1年生全員に、スクリーニングテストを使ってネット依存問題のスクリーニングを実施。問題のあるケースは、治療施設や後述のキャンプに紹介していますが、実際には、なかなか結びつかないようです。

❷治療

　医療機関での治療はそれほど活発ではないようですが、治療キャンプについては、さまざまなプログラムが用意されています。中高生に対するキャンプ、小学生に対する家族キャンプ、夢村 (Dream Village) の短期滞在型キャプなどです。これらのキャンプの年間参加者は1,000名以上に上ります。

用語解説 エコノミークラス症候群 ─────────

　長時間同じ姿勢のままでいると、血の流れが悪くなり血管の中に血のかたまりができることがあります。これは、深部静脈血栓症と呼ばれています。この血のかたまりが血流に乗り肺の血管を詰まらせると、胸痛、呼吸困難などの症状を引き起こします。重症の場合には、死に至ることがあります。このような状況は飛行機のエコノミークラスで起こりやすいことから、そのように呼ばれています。しかし、長時間のゲームでも同じ状況が起きる可能性があります。2002年に韓国の光州のネットカフェで、86時間ゲームを続けた若者が、これが原因で死亡したのは有名です。

Q16 どのような症状があったときに、受診したらよいのでしょうか？

A 行動や様子が気になるときは、
症状がひどくなる前に早めの受診を

　長時間のネット、ゲーム（スマホ・パソコン・ゲーム機のいずれでも）使用によって、日常生活に支障をきたしているのであれば、ためらわずに専門病院への受診をおすすめします。

　使用時間について気になる、子どもの様子が変わってきたと家族が感じたときには注意が必要です。同時に、依存特有の行動、何らかの健康問題、不登校などの問題も現れて日常生活に支障が出ます。エスカレートして行く前に、早期受診をしましょう。

　以下にインターネットゲーム障害（Internet gaming disorder）の診断基準を紹介します。過去12ヵ月間に以下の9項目のうち5項目を満たせば、ゲーム障害と診断されます。

---

1. ゲームへのとらわれ（例：ゲームのことばかり考えている）
2. ゲームができない時の禁断症状（例：イライラなど）
3. 以前に比べて、ゲーム時間を増やす必要がある
4. ゲームを減らそうとするが失敗におわる
5. 心理的、社会的問題が起きていると知りながらゲームを続ける
6. ゲームの結果として趣味、娯楽をなくす、または、ゲーム以外に趣味、娯楽がない
7. 嫌な気分から逃れるため、または解消するためにゲームをする
8. ゲームについて、家族、治療者、または他の人をだましてきた
9. 大切な人間関係、仕事、教育や出世の機会を、ゲームのために危うくしてきた、または、失った

※米国精神医学会, 2013（樋口進 訳改変）

82

こんなことが気になったら

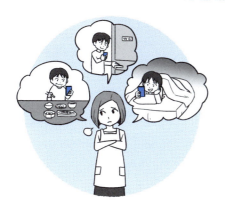
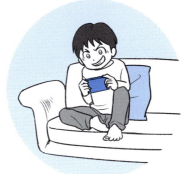

① 生活を共にしていて、明らかに行動に不安がある
② 昼夜逆転など、生活リズムが乱れてきた
　（夜遅くまで起きている）
③ 家族や友達とも会話が極端に減る
④ 暴力的、攻撃的な態度をとる
⑤ 登校しぶり、不登校がある
⑥ 成績が急に下がる
⑦ 視力低下や目の疲れを訴える
⑧ 身なりを気にしない

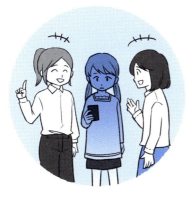
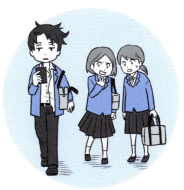

子どものネット依存
病院選びと受診準備

> 病院を探す

　ネット依存を疑ったとき、または受診をしたいと保護者が感じたときには、迷ったり、様子を見たりしないで、行動を起こします。子どものネット依存症という病気を治療できる専門病院が限られているために、病院選びは難しいのが現状ですが、まずは、ネット依存を診療として掲げている病院を探します。

　近年、この問題への理解が深まり、治療できる医療機関は増えてきています。通院することを考えると、近いところがよいのですが、近くにない場合には、児童、思春期の専門医がいる病院を選びます。残念なことに、医師によって治療・対応が違うこともありますので、あらかじめ電話で問い合わせをしてからの受診をおすすめします。保健所や精神保健福祉センターなどでも相談にのってくれます。

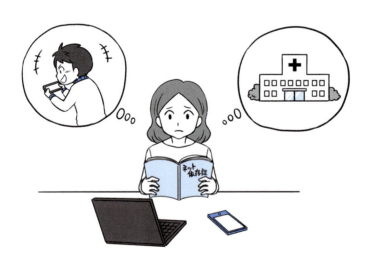

●本人の同意が得られないとき

　日頃から家にひきこもりがちの子どもで、外に連れ出すのも難しい場合には家族だけの受診もあります。保護者が代わりに受診、通院して、どうしたら生活が変えられるのか、どのように関わったらよいのかを相談し続けて、1年後に本人が来院したケースもあります。

　家族が本人への関わり方を変えるということは、非常に意味があることです。本人が受診できないときには家族が行動して現状を変えてください。

●本人に病院へ行く同意を得る

　子どものネット依存の状況や、生活習慣の改善などを目的に病院へ連れて行きたくても、本人にはなかなか言いづらいものです。本人は、「みんなもやっているし、自分はおかしくないのになぜ病院に行かなければならないのか」という思いがあります。

　その気持ちを無視して、うそをついて無理やり病院に連れて行くと、家族間の信頼関係が崩れます。治療も進みません。うそをついたり、だましたりしないで、「最近の体調が心配なので調べてみよう」という声かけで、本人を説得しましょう。

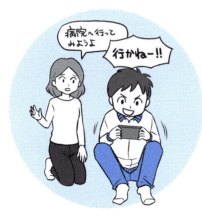

視力低下や運動不足が心配だし、睡眠不足も続いているから、ちょっと病院に行って診てもらおうか？などと声かけをします。

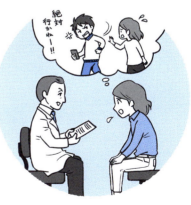

絶対に行かない！ と拒否されたときは、家族だけでも相談もしくは受診します。様子をみたり、あきらめて放置したりしません。

Q17

ネット依存・ゲーム障害のような気がしています。

久里浜医療センターに連れて行ったら、すぐに診てもらえるのでしょうか？

A 外来は完全予約制です。
まずは電話で相談をしてください

　現在、当院は完全予約制です。また、診察予約がすぐには取れない状況です。日々ネット依存、ゲーム障害の方々を診療していますが、我々の手では到底及ばないくらいの患者さんの多さです。2か月に1回専用ダイヤルで予約を受け付けています。お待ちいただくことになりますが、電話でネット依存の受診予約を取ってください。

【初診予約専用ダイヤル】046-876-6591
【受付時間】平日　8：30〜15：00
　　　　　　（定員になり次第、音声案内となります）
受付日など詳しくは久里浜医療センターHP
https://kurihama.hosp.go.jpにて

　外来に来る患者さんのほとんどは10代から20代前半の方ですが、一番初めはその保護者の方が電話・受診され、本人は外来に来ないというケースが約30％います。

　本人は問題意識がなく、自分は依存だと思っていません。悪いことをしているという認識は多少あるけれども、それが問題（病気）とまでは思っていないので、本人受診までが困難な場合が多いようです。ですから、本人の受診の意思を確認してからの行動ではなく、依存が心配だと感じたタイミングで、迷わず受診や家族相談予約をしてください。そのうちに……というように様子を見てはいけません。

対応とポイント
家から外へ出ない子を
どうやって病院へ連れて行けばよい？

　受診を考えたときに、すんなり本人が病院へ行くことができれば問題ありませんが、日頃から家にひきこもりがちの子どもや、自分はゲーム障害ではないと頑なに拒否する子どもでは、病院へ行くことが困難です。

　実際に受診をさせた保護者の方法を外来で聞いてみたところ、説得する方法、だまして連れ出す方法など家族の方は、いろいろと試されているという声が聞かれました。

　説得した方法で効果的だったと聞いたのは、「運動不足や栄養不足などで病院で体のどこかが悪くなっていないか検査をしてもらおう！」という方法でした。具体的に体のことを心配して"検査"と伝えることは効果的です。自分の健康に興味がある子どもは多いため、受診につながります。

　そのほかには、"だます"です。「ファミレスに行くよ！」と言う、「欲しいものを何でも買ってあげる！」と物で釣ったケースもあるそうです。だましたり、物で釣ったりする方法がよいとは思いませんが、最終的に病院に連れて行くという目的が達成できるのであれば、仕方がないとも思います。

　親が受診をさせたいと思っている子どもたちのほとんどは、ネット依存の病院だから、そこに行くと、「使っているスマホやゲームを取り上げられてしまう」「Wi-Fiを切断されてしまう」と思い、行きたくないと言います。しかし、そのようなことはしませんので、病院へ行ってこの環境から脱出することが目的だということを、伝えてください。

予約待ちなどで、すぐに受診ができないときに
家庭で行ってほしいこと

　ネット依存は、中高生の7人に1人（厚生労働省研究班、2018）という現状です。病院へ問い合わせたけれど予約待ちで、すぐに受診をしてもらえないときがあります。一刻も早く医師の診断を受けたくても受けられないときは、どのような対応をすればよいのでしょうか？

●積極的に会話をする

　本来ならば、ネット、ゲームの使い方について話し合いたいところです。しかし、今まで何度もその話題について会話をしたけれど、お互いに感情的になってしまったり、子ども自身がその話題になると急に心を閉ざしてしまい会話にならなかったりなど、ネット依存によって、家族の関係が壊れてしまっている場合もあるでしょう。受診につなげることを目的としている時期には、無理に使い方などでのもめごとや、関係の悪化は避け、普段の生活の中での会話をしておきましょう。

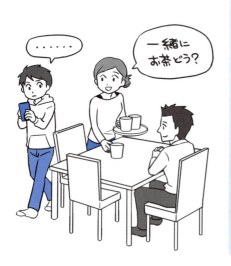

会話の話題例

- 学校でのことや友達のこと（学校行事や教科についてなど）
- 本や映画など
- お天気や季節で感じられる日常的なこと（晴れ、雨、草花、飼っている動物など）
- 体のこと（寝不足、食事をとらないのであれば、ゲームなどのことは触れずに、あなたの体が心配だということ）
- 食事のこと（好きなメニューや食べたいものなど）

●生活リズムを整える

　スマホでオンラインゲームやSNSに夢中になっていると、どうしても日常生活に影響が出てきます。ゲームをやめなさい！ という面からではなく、起きる、寝る、食べるという生活のリズムを守らせるようにします。言葉で叱るのではなく、時間になったら準備をして誘う（朝食の時間に寝ている、ゲームをしているようでしたら、朝食を準備しておき、その場に呼び、食べられる）よう、手をかけることも必要です。

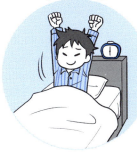

起床時間

朝は、毎日同じ時間に起きます

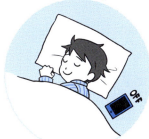

就寝時間

スマホは夜遅くまで使わず、早めに寝ます

食事

朝・昼・夜の3食はきちんと摂ります

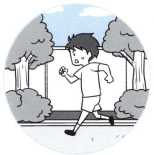

運動

日中適度に体を動かします

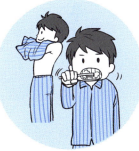

清潔習慣

外出せずに家にいても、歯みがき、着替え、入浴をします

●スマホ以外の活動の
　時間を用意する

　家にいるとネットやオンラインゲームばかりをするのであれば、外出する機会をつくります。塾などの習い事に通わせる、校則などで支障がなければ、アルバイトは社会勉強にもなりますのでおすすめです。

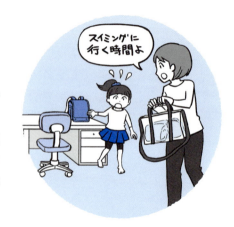

●家族も目の前で
　ネットに没頭しない

　家族の中にもスマホを手放せない人はいませんか？　子どもにだけ注意する、目の前でスマホ操作ばかりすることのないように注意します。

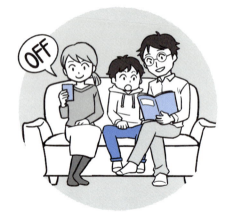

●過度な刺激、発言はしない

　ある日突然、スマホを取り上げたり、Wi-Fiなどのネット環境を遮断したりしないでください。あくまでも、受診につなげる期間に過度な刺激を与えてはいけません。「やめろ！」「壊すぞ！」などという暴言も控えます。

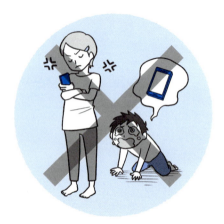

●一緒に過ごす時間をつくる

　家族、もしくは保護者と同じ部屋で、一緒にテレビを見たり、食事をしたり、会話をしたりします。ときにはオンラインゲームを一緒にやってみましょう。ルールがわからないときには、どんどん聞いて教えてもらいながらやってみましょう。

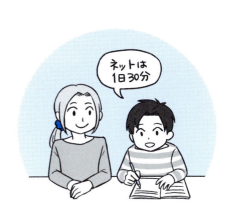

●ネットをしなくても充実した時間を過ごす提案を

　ネットやゲーム以外のことに夢中になれるように、1冊のノートを渡して、何でもよいので、やりたいこと、なりたい自分、思いついたことなどをどんどん書き出してもらいます。今の自分を見つめ直すこともできます。

●家事などを一緒にやる

　食事作り、洗濯物を干す、たたむ、部屋の片づけ、ガーデニングなど家のことを一緒にやってみましょう。「やらない」と言われても、誘うことだけでもよいので、声をかけて一緒に作業をします。

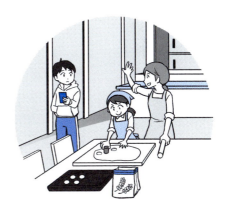

第3章　ネット依存から脱出するために

91

ネット依存から脱出するために

進級、進学の<u>アシスト</u>を

　スマホに夢中でオンラインゲームばかりしている子、SNSやLINEがやめられない子の保護者は、親が描く子どもの将来像と目の前の現実があまりにも違い過ぎて、悩み苦しんでいます。しかし、外来に来るほとんどの子どもたちの本心は、「このままではいけない」と真剣に考えています。

"学校に行きたがらない""不登校""退学してしまった"子どものほとんどは「学校に行きたい」「普通の生活がしたい」「ずーっとスマホばかりしていられない」と思っていて、「でも、どうしていいのかわからない」という気持ちなのです。"きっかけ"がないために、行動を起こせないのです。

　そのきっかけが、受診でもいいでしょうし、スクールカウンセラー、養護教諭、支援センター相談員でもよいので、第三者とゆっくり向き合って話をすることで本当の気持ちがわかるはずです。そして、これからどうしたいのかを確認し、今まで通っていた学校に行けないのであれば、ほかの学校や、不登校専門の学校に通ってみることもよいでしょう。少し時間がかかるかもしれませんが、子どもを本来のレールに戻すべく、進級進学に向けて子どもを支え、応援しましょう。

第**4**章

受診から治療まで

Q18 ネット依存・ゲーム障害で受診すると久里浜医療センターではどのようなことをするのですか？

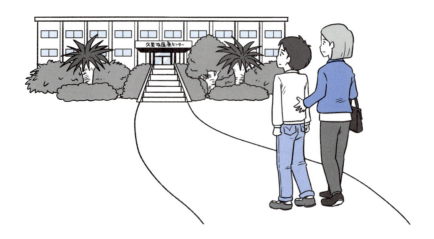

A 本人が来院した場合には、まず問診。スマホやオンラインゲームの使用などについて聞きます

　ネット依存やゲーム障害は、心や行動の問題です。初回でネット、オンラインゲームの時間、種類、ゲームの使用歴、どこが好きか、それ以外で興味のあること、家族構成などを丁寧に聞き取ります。その後医師と面接をして、個人の状況・事情に合わせたアドバイスを行います。必要に応じて臨床検査も行います。

　ネット依存やゲーム障害は、生活習慣が乱れるため、体の状態を調べることもあります。採血、心電図、骨密度、MRI、脳波、体力測定などを行います。健康な体と比べると、検査結果が病的傾向の数値として表れることがあります。ネット依存やゲーム障害の子どもたちは、大人に比べると依存という病気を軽視しています。ですから、検査をすることは自分の体や生活習慣に興味を持たせるためでもあり、生活習慣の乱れによって、深刻な病気や問題などが起こる前に、早期発見、早期治療するためでもあります。

改善のポイント

必要に応じていくつかの検査を行い治療につなげます

心理検査

医師の診察と平行して、臨床心理士によるカウンセリングのほか、詳しく検査を行います。ネット依存の背景なども確認します。

体力検査

反復横跳び、握力、肺機能検査などを行います。その中でも肺活量はほとんどの子どもが低値です。

血液検査

採血では、貧血、血糖値、中性脂肪から、エコノミークラス症候群がわかるマーカーなどを入れて数値を出します。栄養不足、運動不足、肥満などがわかります。

視力検査

目への影響などを伝えるために視力、眼圧などを調べます。

MRI検査

画像検査を行い、脳の形態をみます。脳に何らかの異常がないか、チェックします。

骨密度検査

運動不足が続くと、骨密度が低下し、骨が弱くなります。実際に来院する子どもたちの多くは、骨密度が低下しています。

受診によって
少しずつ変わっていく子どもたち

　外来に連れてこられた子どもは、ネット使用やオンラインゲームについて聞かれると「自分はみんなと同じ。そんなにやってない」と言います。また、しぶしぶ連れてこられたこともあって、最初はあまり自分のことを話しません。

●興味のある話題から
　受診しても、黙り込んでいるのですが、唯一依存対象の話、例えばオンラインゲームをやっている子だったらそのゲームについての質問をしてみると、内容や特徴などを、とてもくわしく話してくれます。
　問診を行うときに我々医師は、どちらかというと子ども側に立ちます。保護者側に立ち、子どもたちに「時間を減らしなさい」「やめなさい」と同じことを言ったら治療になりません。子ども側に立ち、一緒に話をして信頼関係を築くと、少しずつ自分の話をしてくれるようになるのです。その後、彼らに対して「少し減らすことができないか」「ちょっとここを変えてみようか」と提案します。少しずつですが、耳を傾けてくれて、意思の疎通ができるようになるのです。

●検査結果が健康に関心を持つきっかけに
　ネット依存・ゲーム障害は、心や行動の問題ですが、生活習慣が乱れていくため、体を調べると病的傾向の数値として表れることがあります。長期にわたる運動不足、偏食による栄養不足などの影響は数値に表れます。骨密度の低下や、栄養の偏りなどは肥満もしくは脂肪肝、または貧血、低血糖という状態で現れることもあります。
　臨床検査のほかに体力検査（測定）も行います。反復横跳び、握力、体の柔軟性検査などです。ほぼ、すべての子どもが、低値を示します。体力が大幅に下がっているのです。

ネットの長時間使用に関して問題意識が低い子でも、受診時の検査結果を示すことで、今は問題がなくても今後、骨や血液の状態がどのようになってしまう可能性があるのかを、病院の先生から説明されると、「ゲームやネット使用については、少なくするとか、変更したくないけれども、体は心配なので、ちょっと日常生活を見直してみようかな」とか「もう一度病院に来て数値がどう変わるかを知りたいな」と、通院をする理由にもなります。子どもたちは数字に敏感で、意外にも健康意識が高いのです。

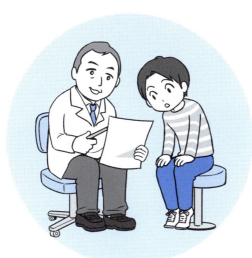

検査を受けて自分の体に興味を持つ

　普段はオンラインゲームに夢中で、夜更かしや昼夜逆転の生活をしていても、自分は健康だと思っている子が多い。実際、受診時の検査結果はとても気にする。

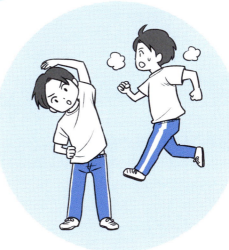

再診で数値が改善していることも

　検査結果を伝えた直後は気にしていないような素振りをしている子も、再診するまでに、ウオーキングをしていたり、ジムなどに行ったりしているという。体への影響を気にしている子どもも少なくない。

Q19 ネット依存・ゲーム障害の治療はどのようなことをするのですか？

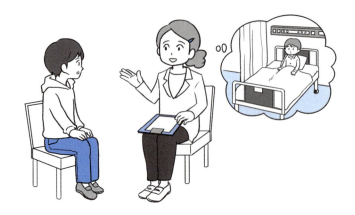

　カウンセリング、認知行動療法など、
個人の状況に合わせた方法で治療していきます

　軽度の場合は、心理療法や精神療法、話し合いやカウンセリングを中心に生活習慣の改善を行います。重度の場合には、入院治療、デイケア、キャンプへの参加などで一定期間ネットやゲームから離れる方法をメインに行います。合併精神疾患がみられる子どもについては薬物療法も必要に応じて行います。ネット依存・ゲーム障害の治療は大きく分けてこの3つになります。

　ネット依存・ゲーム障害は、一度病院に行ったからといってすぐに治るものではありません。現代はネット社会です。ネットは生活の中の一部ですので、完全に排除することは難しいのです。

　普段の生活に支障が出ないよう、"オンラインゲームやネットなどの使用時間をコントロールできるようにする"という行動力を得ることも大切です。本人が今の生活を変えたい！ という気持ちと家族の協力と環境づくりが重要です。

　反面、病院へ無理やり連れてこられた場合には、医師に対しての警戒が強く、会話すら難しい状態です。まずは信頼関係をつくることから始めます。同じ目線に立って普段の様子を聞き、検査結果の話をして医師、病院に慣れてもらいます。

改善のポイント 最終目的は、オンラインゲームなどを
やめること、またはその時間を
減らしていくことです

心理・精神療法（カウンセリング）

個人の状況、事情に合わせた目標や家族に対してのアドバイス、食事調査や血液検査などから日常生活の見直しを一緒に考えていきます。そのほか、目標を明確にしながら治療をするために、生活状況やインターネット使用状況などを記録します。

認知行動療法

行動や思考を変えられるように課題を与えて子どもたち同士で話し合います。当人同士で話し合いながら、考え方を変えていくように導き、それとともに行動も改善していきます。集団の認知行動療法と、一対一の認知行動療法があります。

薬物療法

ネット依存・ゲーム障害ではなく、ほとんどが合併する精神疾患（ADHD、うつなど）への薬物療法を必要に応じて行います。

家族に対するプログラム

依存の子どもに対して家族がどのように接していくべきか、改善に向けてどのようにサポートするべきかを指導します。

入院

重症の場合には本人の同意のもと2か月程度入院をしてネットやオンラインゲームから離れた生活を送り、生活を立て直します。

久里浜医療センターには、NIP（New Identity Program）という独自のデイケア治療プログラムがあります。NIPは、オンラインではない、現実の世界で仲間と一緒に、ネットやゲームから離れて、現実のコミュニケーションをとることが目的です。

第4章 受診から治療まで

99

久里浜医療センター ネット依存外来で行っている 効果的な 治療と

子ども用NIP（New Identity Program）

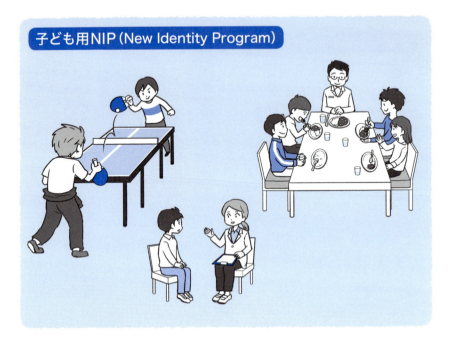

　NIPとは、新しいアイデンティティーを発見するプログラムのことで、スマホやネットから離れた時間を過ごし、運動や作業などのオフラインでの充実した体験と、対人関係が苦手でも、同じ境遇の人たちとの会話などでコミュニケーションをとっていくという場です。

　自分の本来の姿を見つめ直して、普段通りの生活を送れるように支援していきます。

目的
- 健康的な活動を増やしていく
- 生活に支障がない使い方、スマホに触る時間を少なくする
- ゲームやネットに依存しないきっかけをつかむ

主な活動
- 運動（バドミントン、卓球など）
- グループ昼食
- グループミーティング
- グループ認知行動療法
- NIP後の個人カウンセリング　など

※大人に対しては別メニュー（集団ミーティング）もあります。

取り組み

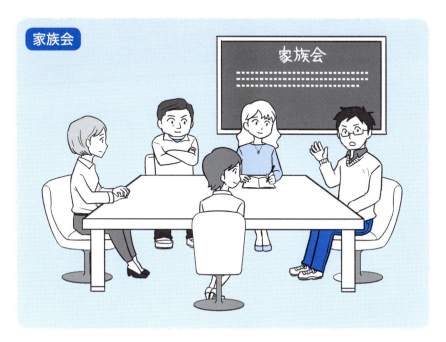

家族会

　ネット依存・ゲーム障害、もしくは依存傾向の家族同士が、病院スタッフを交えた環境で、個々の悩みや不安、子どもの様子や接し方などを語り合う意見交換、経験談、知識の取得（ミニ講義）、家族の対応などを語り合い、理解を深め解決に向けて話をする会です。プライバシーを守ること、その場だけで口外しないというきまりがあり、久里浜医療センターに受診、相談歴があることが参加条件です。

目的

- それぞれの悩みや体験を共有する
- 解決策を話し合い、探っていくきっかけをつかむ

主な活動

- ミニ講義
- 参加家族の自己紹介
- 問題の共有
- 解決等についての話し合い

家族会以外に、3か月に一度"家族ワークショップ"を開いています。1日のプログラムとなっていて、受診していなくても参加できます。

Q20 入院治療はどのような内容なのですか？

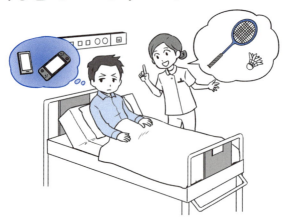

 スマホやネットから物理的に離れ、本来の自分を取り戻すための生活を送ります

　自宅では、ネットやオンラインゲームを減らせない場合には、本人の同意を経て入院治療を行います。入院すると、その期間は、インターネットはできません。スマホはもちろんパソコンも持ち込み禁止です。まずは、昼夜逆転した生活を普通の生活リズムに戻すことを目指します。ネットから離れた生活を送ることで「ゲームができない」などとあきらめ、そして、現実を理解してこれから自分が何をしたいのかを考え、少しずつ本来の自分を取り戻していきます。

　また、普段関わらない人（医師、病院関係者、ほかの患者など）と生活を送ります。入院生活の中で、家族以外の人と会い話をするなど、普段と違う人との関わりを持った生活をしてみると、ネット環境がなくてもやっていけるのではないかということがわかります。そのような現実（リアルの生活）がわかる、とても大事な治療方法です。

　入院期間は原則2か月間。ネット依存症は生活までも変えてしまう病気です。2か月間よりも短いと、その症状がもとに戻ってしまう可能性がありますし、2か月以上にすると、学校生活などへの影響（留年や退学）の問題が出てくるためです。

改善のポイント

退院後を見据えた入院生活を送る

　入院中に、本人、主治医、カウンセラーなどとそこに家族も加わって退院後の生活について、何度も話し合います。スマホ、ネットの使い方も含めて明確に決めます。

　また、入院してくる患者さんの多くは、体力が大幅に下がっています。ですから、運動、またはレクチャーという形で骨への影響や食事の話などをして生活習慣の面から改善できるような指導があります。

　外泊は訓練という位置づけになっていて、入院中どのように退院後の日常生活をしていくかを考えて計画、実行します。スマホやネット環境があるところでできるかできないかをやってきてもらって、結果を話し合いながら改善できるように自立を促します。

> **症例**　高校2年男子。入院6か月前から、オンラインのシューティングゲームに依存し、不登校、昼夜逆転が続いていました。両親は親戚の力も借りて、本人を無理やり病院に連れてきました。その際、本人は叔父さんを殴ったといいます。受診時、「少し家から離れたらどうか」と本人を説得し、入院に応じてもらいました。入院後2日ほどは不機嫌でしたが、そのうち少しずつ笑顔が見られるようになりました。話をしてみると家でゲームにはまり、学校に行けなくなっていました。ゲームは面白い、ゲーム仲間との交流も楽しかった。しかし一方で、友人は学校に行って勉強している。そろそろ大学受験も考えなくてはいけない時期に、自分は何をしているのだろうと、いつも自己嫌悪に陥っていたといいます。しかし、学校の敷居が高く、なかなか登校には至りませんでした。退院直前に思い切って学校行事のキャンプに参加し、そこで、友人ができたと喜んでいました。退院後は、学校に通っています。友人の存在が大きかったようです。ゲームはしていますが、依存性の低い、今までとは違うゲームで、時間は大幅に減りました。

第4章　受診から治療まで

久里浜医療センター 合宿治療プログラム

ネット依存・ゲーム障害 治療キャンプ

　スマホやネット、オンラインゲームのない環境で8泊9日の合宿をします。ネット依存・ゲーム障害傾向のある子どもを集めて、規則正しい集団生活を送ります。共同生活を行いながら精神科医や臨床心理士のカウンセリングや講義などの治療プログラムをこなしつつ、自然と触れ合い、体を動かし、食事を作るなどの体験をします。

●どのようなことをするの？

治　療	■個人カウンセリング ■認知行動療法（個人・集団）　■疾病教育（講義） ■ワークショップ　■家族会
仲間との 集団行動	■野外炊飯　■バーベキュー ■釣り　■登山
運　動	■トレッキング　■アスレチック体験
代替活動	■読書　■音楽鑑賞　■絵画　■陶芸　■太鼓体験
そのほか	■メンターとの個人面談 ■日記をつけて1日の活動の振り返り

キャンプは誰でも参加できるの？

　久里浜医療センターが関係する治療キャンプは、通院中もしくは今後通院する方が対象です。都道府県やNPOなどが主催する同様のキャンプもあります。活動内容などを見極めて参加してください。

治療キャンプの目的

最終目的は、オンラインゲームをやめること

キャンプに参加中はネット、オンラインゲームはできません。キャンプ終了後には使用しない、または時間を減らす、ゲームのアカウントを消すことができた子どももいます。

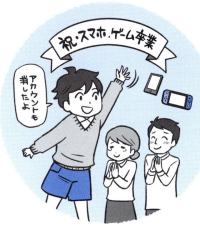

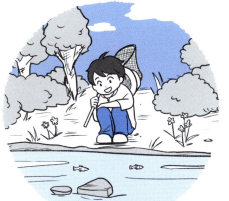

ネットをしなくても楽しい！ に気づく

断ネット生活に少しずつ慣れて、日々のカリキュラムの行動が楽しくなってきます。集団行動をやり遂げることで自信もつき、充実してきます。

これからの生活を考えることができるように

現実の世界での体験が楽しくなると、これからの夢や目標設定がしやすくなります。ですから、退院したら何をしたいか、するべきかを客観的に考えられるようになります。

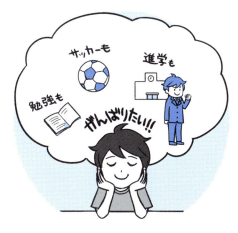

第4章 受診から治療まで

治療キャンプ参加

case 1
規則正しい生活と デジタルデトックス

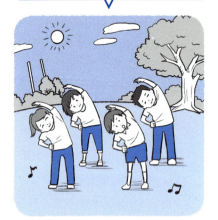

- 睡眠障害、昼夜逆転からの改善
- スマホ、ネット、オンラインゲームから離れられる生活の取得

case 2
思考パターンを変える 認知行動療法

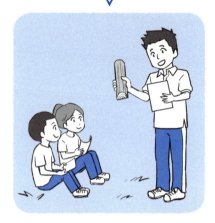

- ストレス解消はネット以外にもある！（行動の見直し）
- ネットをする時間をほかのことに充てたら、いろいろな可能性がある！（考え方の見直し）

　参加当日は「8日間もネットゲームから離れたら、毎日ログインでもらえるものがもらえなくなる！」「仲間がいなくなる！　裏切れない」と言う子も、少し経つとあきらめて、キャンプ生活に慣れてきます。各プログラムをこなして、楽しそうな表情もみせてくれます。参加前日まで、昼夜関係なくオンラインゲームをしていた子でも、就寝とともに寝て、朝は7時のラジオ体操の時間にちゃんと起きてくるのです。

　1日の生活を振り返ってみようというテーマで、「ネットをしている生活」という課題がありました。食事と入浴以外はオンラインゲームをしていた子が、「今までの人生の中でどのくらいの時間をネットに費やしたか」を計算、1位の子は34,675時間。「このままあと10年続けると何時間？」「その時間働くとどのくらい稼げる？」「勉強するとどうだろう？」などと計算して時間の使い方に気づくことができました。

の効果

case 3
仲間、目の前の人との信頼関係づくり

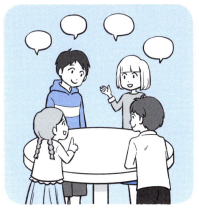

- 人と直接関わることでの変化
- 仲間と話して、友達が欲しくなった（復学、登校への意欲）
- 困ったとき、誰かに相談できる対話力

　最初の1～2日目は、「帰りたい」「こんなキャンプは意味がない」などとごねる子どもたちも、3日目に入るころから変わってきます。仲間とも仲良くなり、サポート役のメンターであるボランティアの大学生とは、信頼関係ができ、家族、学校での悩み、将来の目標など、いろいろな話をします。キャンプが終わった後、ほかの人とも関係をつくってみよう！ と考えるようになりました。

case 4
ネットの世界以外での充実「自然体験」

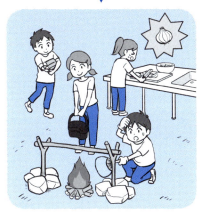

- オンラインゲーム以外の楽しい!!を見つける活動
- やったことのない自然体験活動へのチャレンジ

　山登りやウオーキング、スポーツなどの体を動かすリアルな体験は、心に与える影響も大きく、無心で取り組めたり自分を見つめ直すきっかけになったりします。また、カリキュラムの中の、今まで経験したことのない体験に挑戦することは、嫌なことから逃げないで、乗り越える自信を得られます。嫌々取り組んでも、最後は「楽しかった！」「またやりたい！」「次はこんな工夫をしよう」と言う子どもたちばかりです。

Q21 ネット依存・ゲーム障害は完治しますか？

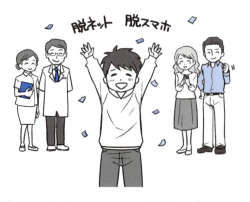

A 完治はします。しかし、生活の中にスマホやネットがあるので、難しいことも

　ネット依存の治療は、現在の状況から抜け出して普通の生活を送り、スマホやネットに費やす時間をなくす、もしくは少なくすることです。

　しかし、治療をはじめて、全くスマホやネットを使わない生活ができた！　と喜んでいても、学校に行くと、スマホでオンラインゲームをやっている友達が周りにいて、話をし、誘ってきます。そうすると、再び使用をコントロールすることが難しくなります。今や生活の中に普通にスマホやネットがありますので、家族もそばで使います。また、将来的には仕事などでも使わざるを得なくなると思われます。依存の程度にもよりますが、生活が改善されて、日常生活が普通に送れるようになれば治療は成功です。必要なときにだけ使うという生活、本人の優先事項がネットやオンラインゲームなどよりも上（大切なこと）がみつかればよいのです。そして、それには結果を焦らないこと、家族のサポートも大切です。

　通院を続けていくうちに、依存生活が改善する、完治することはもちろんありますが、ある日突然、生活の節目などをきっかけに、ネットから離れた生活ができるようになることもあります。

改善のポイント

保護者はサポートをしっかりと

　ネット依存の子どもたちの多くは、決して今の現状がそのまま続くことを望んでいるわけではありません。家族もその意向に寄り添って改善を支援していきます。

ポイント1
本人の中の目標をしっかりさせる

<例>
- ゲームの使用をゼロにする
- 勉強をオンラインゲームより優先する

など、自分に合った目標を立て、ネットやオンラインゲームに代わる何かを見つけることが重要です。

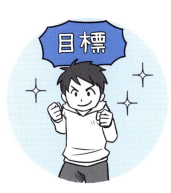

ポイント2
保護者は、本人の目標を尊重する

　本人と保護者の目標に差があり過ぎると関係が悪くなります。保護者は、無理な要求をしたり、理想を押し付けたりせずに、子どもが考える現実的な目標を受け入れて、サポートすることが大切です。

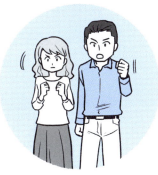

ポイント3
少しでもできたときには、ほめる

　本人が努力しているのであれば、できたことをほめます。たとえそれが100％の達成でなくても、少しの達成でもほめてあげることが大切です。

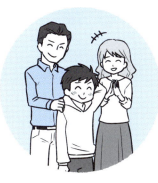

第4章　受診から治療まで

オンラインゲームに没頭する
子どもへの対応

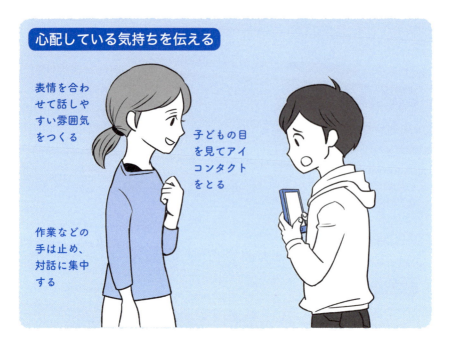

心配している気持ちを伝える

- 表情を合わせて話しやすい雰囲気をつくる
- 子どもの目を見てアイコンタクトをとる
- 作業などの手は止め、対話に集中する

point

① **わたしを主語にして話をする**
「わたしは〜と思う」

② **自分の感情に名前をつける**
「昼夜逆転の〇〇（あなた）を見ていると悲しくなるよ」

③ **肯定的（ポジティブ）な言い方をする**

④ **簡潔に具体的に言う**

⑤ **責任の一部を引き受ける**
「あなたがキレるのは、私の言い方も悪いからだと思う」

⑥ **支援を申し出る**
「学校に行けるように、できることがあったら協力するよ」

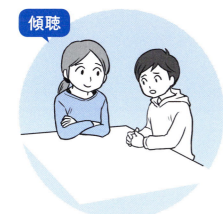

傾聴

　まずは、本人の話を聴くことです。ネットやオンラインゲームの何が楽しいのか、どうしてやめられないのかを、責めるのではなく、理解した姿勢で、疑問として投げかけ、聴きます。そして、これから先のこと、考えていることがあったら、そのことを聞いて、改善へのきっかけや支援をみつけていきます。

環境づくり

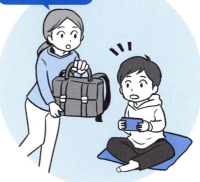

　塾、習い事やお出かけ、行事への参加など、オンラインゲームをする時間が減るような活動や外出を、本人と話しながら増やします。

　勉強すること、趣味につながる活動は、将来への投資にもなります。

　また、家族の会話を増やし、共通の話題を持つなど、子どもにとって居心地のよい家庭づくりも大切です。

学校などへの協力要請

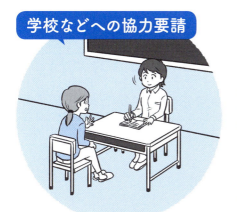

　家族が注意をしたり話しかけたりしても聞かないのに、学校の先生に言われると素直に受け入れることも少なくありません。そのようなときには、先生からの助言や指導を学校に相談してみましょう。

　また、オンラインゲームやLINE、スマホなどをする時間を、学校の授業などでルールとして皆で一斉に決めることも効果的です。

改善のきっかけと子どもの心

改善、回復を阻むもの

●マイキャラクターへの愛着（アイテムの強さ／レア度／投資した金額）

　ゲームをやめると毎日ログインして、何か月も（人によっては何年も）大切に育ててきたマイキャラ（自分の理想のキャラクターアイテム）を手放す（消す）ことになります。ネット上では、レア（非常に珍しい）アイテムになっていることもあり、価値があると思っているために過度な愛着と執着を持っています。

●オンライン上での友人関係

　依存の子どもたちは、会ったことがなくても、毎日一緒にオンラインゲームをしていた仲間を本当にわかり合える友達と思っています。同じゲーム内で、役割分担も決まっているので、自分だけその場を離れたり抜けたりすることに抵抗があるのです。

悩まない子どもはいない

　患者さんを診ていると、今の自分の状態について悩んでいない子どもはほとんどいません。自分では、オンラインゲームが好きだからたくさんやっているけれど、本当は大学にも行きたいし、高校くらいは卒業しておきたいし、少しは成績を上げなくちゃいけないと思っているなど、いろいろなことを考えています。

　彼らもゲームをし過ぎていると何らかの悪影響を及ぼすことやそういった自分の立場もわかっているのです。問題がないと言いながらも、一方では何とかしたいなという気持ちも同時にはらんでいるのです。そこをうまく受け止め、治療や現状の改善をしていきます。

> 改善した姿とは……

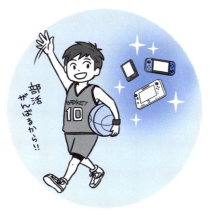
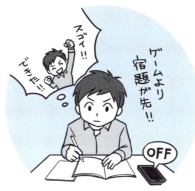

オンラインゲームを完全にやめている（イライラなどせず、最も安全、かつ安定的な姿）

オンラインゲームの時間を減らせている（生活に影響しない程度の使用）

きっかけ1　目標ができた

　この学校に行きたい！　自分は何になりたい！　などの進学や将来の目標ができると、今まで何よりもネット使用やオンラインゲームを優先してきたのにもかかわらず、目標に向けての行動ができるようになります。

きっかけ2　オンラインゲームができる時間を減らした

　部活動や委員会などへの参加や、塾、習いごと、家族との時間を過ごすこと、社会的活動への参加（ボランティアやアルバイト）などでネットやオンラインゲームに触れる時間がなくなる環境におかれることもよいきっかけになります。

きっかけ3　ネットやゲームの優先度を二番目以下に

　家族やリアルの友達、仲間、ガールフレンド、ボーイフレンドなどから自分が認められ、必要とされていることに気づくことで、その人間関係をネットやゲームよりも優先するようになったとき。

Q22 ネット依存・ゲーム障害は、ほかの病気などと関係がありますか？

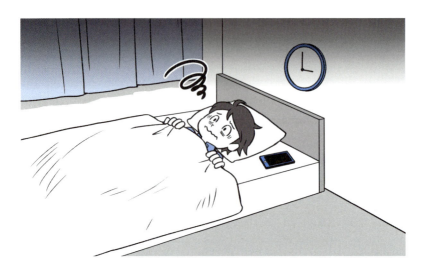

A ネット依存、ゲーム障害には、ほかの病気が合併していることがあります

　合併する精神疾患は、依存の悪化に拍車をかけます。一番多いのは睡眠障害。寝る時間が減ったり昼間眠くなったりして、睡眠の質が悪くなります。

　そのほかに多いのが、注意欠如多動性障害（ADHD）、社交不安障害、強迫性障害、うつ病などといわれています。コミュニケーションや対人関係の障害を持っていると、学校では不適応を起こす場合が多い反面、オンラインゲームなどにのめり込みやすいようです。人間関係のわずらわしさも少なく、嫌なときにはそのゲームをやめればいいだけです、ネット上でけんかしても、その人とは付き合わないようにすることができます。学校だと、そういったことはできません。コミュニケーションや対人関係の障害のある人にとって、ネットの中の世界は活動しやすく、都合がよいのです。

ネット依存・ゲーム障害とほかの精神疾患の合併

　ネット依存・ゲーム障害には、ほかの精神障害を合併するケースが多くあります。私どものネット依存専門外来を訪れる患者の40％以上に、このような合併症が認められます。

　最も頻度が高いのは、注意欠如多動性障害（ADHD）およびその傾向を持ったケースです。ADHDは、多動と不注意が一緒に認められる状態で、幼少の頃は、これらが混在しますが、年齢とともに不注意が目立ってきます。

　特徴として、大事な物を置き忘れる、学校の宿題を出せない、物事の順序立てができない、時間を守れない、朝起きられない、部屋の整頓ができない、などがあります。また、衝動のコントロールが難しい、物にとらわれやすい、物事に飽きやすい、目新しい物を追い求める、現実適応が難しい、などの特徴もあり、後者の特徴がオンラインゲームの依存に関係していると考えられています。ADHDに関しては、治療薬が開発されており、薬物治療で生活が改善することが多いです。ADHD以外だと、うつ病、対人関係が苦手な社交不安障害、コミュニケーションに困難を伴う自閉症スペクトラム障害などもしばしば合併します。

　治療に際しては、ネット依存・ゲーム障害に加えて、これらの精神障害の治療もあわせて行う必要があります。

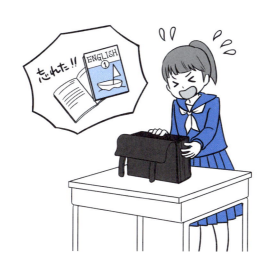

久里浜医療センターの対応

家族ワークショップ

　久里浜医療センターでは、スマートフォン、オンラインゲーム、動画、SNSなど、家庭内で子どものネット依存問題に苦慮されている家族の方へ、解決に向けての幅広い知識と対応を学ぶワークショップを開催しています（年4回）。

　同じ悩みを抱えている多くの家族が、学び、語り合いの中から解決の糸口を一緒に見つけていきます。

●**対象**

ネット依存の問題で困っている家族
※ネット依存に苦慮しているご家族であれば参加可能（未受診も可）

●**プログラム**

例）第1部（AM）　講義：「ネット依存とは」「家族の対応法」など
　　第2部（PM）　回復家族の体験談・グループディスカッション・
　　　　　　　　　全体意見交換

　　※上記は過去に開催された内容です

日時、場所、内容、申し込み方法に関してなど、
詳しくは久里浜医療センターホームページにて
https://kurihama.hosp.go.jp/research/training/tiar_family.html

第5章

ネット依存の予防はスマホ対策から始めよう

Q23 スマホは、いつから持たせて よいのでしょうか?

A 持たせる時期は遅ければ遅いほどよい。 子どもが使う目的や必要性を家庭で しっかり話し合ってからにします

　保護者が個人面談などで、「スマホはいつから持たせるべきか?」という質問をしてくることに困っている先生が年々増えています。スマホは高価ですし、個人・家庭での所持品となりますので、学校側が一概に、"いつからがいい"といったことは言うべきではありません。

　中でも、一番多いのは、「周りが皆持っているから買った」という話です。だからといって、周りが持っているからと、同じように持たせることはおすすめできません。

　子どもたちは、ある日突然買ってもらったスマホを上手に使いこなせるでしょうか?　さまざまな機能があり、大人でさえも使いこなすのが難しいスマホを、使用をコントロールする能力が未発達な子どもたちが管理できるとは思えません。

　また、安易な考えで持たせてしまった結果、ネット依存となり、普段の生活に支障が出た、ネット依存がひどくて外来に来ることになってしまったという子どももいます。病院に来るほどではないけれども、睡眠時間、勉強時間などに影響が出ていて、困っている保護者、子どもに持たせたことを後悔している家族は、残念ですが多いです。

　子どもと使う目的や必要性を家庭でしっかり話し合いをして、約束ごとなどを決めてから持たせるようにします。持たせる時期は各家庭判断になりますが、持たせることを急がないことです。

改善のポイント

各家庭でいろいろな方向から話し合い、ルールが決められるようにアドバイスを

> 子どもにスマホを持たせるかを迷ったときに話し合いたいこと

- 使用目的、必要性
  （電話・LINE などの SNS・ゲーム、カメラなど）
- スマホでなければいけないのか。タブレット、ガラケー、子どもケータイではだめなのかなど。
- 買う前に利用するときのルールを決める
  - 使用時間（時間帯も含む）
  - 使用場所
  - 使ってはいけないとき（場所）
  - 使い方
  - アプリの制限
  - 写真、動画の使い方、公開について
  - ネット上で知り合った人との付き合い方
  - 課金について
  - ネットトラブルに巻き込まれたときにどうするか
  - 困ったときには必ず相談すること

第5章　ネット依存の予防はスマホ対策から始めよう

学校内でのスマホ対策の流れ

児童・生徒の生活習慣の乱れ（遅刻、欠席、保健室利用の増加など）、ネットトラブル、SNSいじめなどの、スマホ問題が浮上したときは、対応を決定するための共通認識を持つ。

ステップ1
スマホ対策、指導の必要性を職員で共有

校長、教頭（副校長）、養護教諭、生活指導、学年主任をメインに対策チームを設置。必要に応じてPTA関係者、学校医などにも入ってもらう。

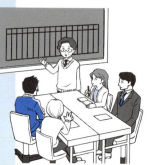

ステップ2
実態調査を行う

子ども、保護者を対象に実態調査を行い、現状を知る。

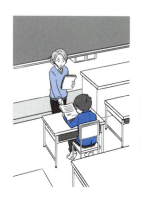

＜調査項目例＞
スマホ・タブレット・ゲーム機などネット接続機器の所持率。使用時間、何をしているか、家庭での取り決め、睡眠時間など。いじめに関することを項目に入れるときは、無記名での記述などの配慮をする。

実態調査から、クラス、学年、学校単位などを、データ化して分析する。
分析結果は教職員で共有し、必要に応じて保護者向けだよりなどで活用。

ステップ3
結果の分析

調査結果から、オンラインゲームやネットの時間だけではなく、学校の課題（学力と学習時間、生活習慣）なども見つける。

スマホ使用のルールをつくる。児童生徒主体で自主的に考えさせる。保護者会、学校説明会では学校側の対応の範囲、家庭との連携を説明し、実行していく。

ステップ4
具体的な取り組み目標を決定

学習活動と指導計画、校内行事（キャンペーン）などの取り組みを決める。

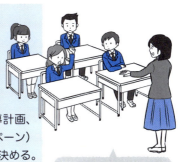

＜学習活動内容例＞
スマホ使用のメリット、デメリット、正しい使い方、トラブル対応能力。夜間の使用制限、困ったときの対応、相談者はいるのか、時間、お金を無駄にしていないかなど、子どもたちの目線で話し合いをさせる。

＜特別活動・行事として＞
朝の学級活動、道徳の時間、生徒会活動、専門家による出張授業や保護者向け勉強会。
記述式チェックシートなどを活用し、子どもだけではなく家族で取り組めるものも効果的。

ステップ5
対策活動の実施

保護者も巻き込んで行うこと、校内での雰囲気づくりを。スマホやネットに触れる時間が多くなる、夏休み、冬休み前など、実施時期も重要。

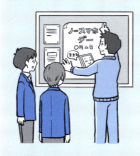

スマホ、ネット対策は一度だけではなく、定期的な見直しと対策の実施が望ましい。学校だより・ほけんだよりなどでの啓発啓蒙を行う。

ステップ6
フォローと調査

スマホ、ネット対策は、継続することが大切。追加キャンペーンや実態調査を定期的に行い、気になる子ども、家庭においては、個別指導も。

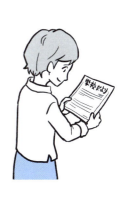

第5章 ネット依存の予防はスマホ対策から始めよう

121

学校内へのスマホ・携帯電話持ち込み問題
OKとNG対応を考える

現状と問題点 ▶ スマホ・携帯電話、学校への持ち込みについて

　一部地域で学校単位の判断で、スマホや携帯電話の校内への持ち込みを認めています。現場の先生だけではなく、保護者も子どもたちも受け止め方はさまざまです。対応にはいくつかのパターンがあります。どのような方針と、対応（規制）が子どもたちに必要なのでしょうか。いくつかの対応や事例から、今後の課題がみえてきます。

OK対応 申請すれば持ち込み可 機種の限定もなし

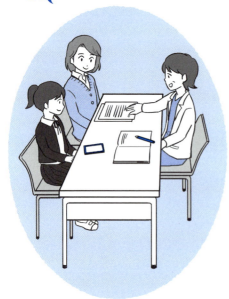

学校指定の申請用紙に、保護者名と捺印程度で持ち込みが可能になる。スマホでも携帯電話でも何でもよい。

疑問と課題

- 必要性の程度に関係なく、申請さえあればよいところが心配。

- 学校への持ち込みを解禁するのであれば、校内オフなどの使用制限を。使い方などの教育的なことの指導も必要です。個々の家庭対応ではなく、子どもたちには、共通知識として指導しましょう。

- 登下校時の安否確認など、緊急連絡手段として所持という理由が多い中で、大災害時、電波がつながらないことも考えられますし、使えないこともあるかもしれません。そういったときに子どもがパニックを起こさないように、本来必要な、アナログ対応、緊急連絡の手段も、伝えるべきです。

- 学校に持っていく＝登校中もずっとスマホが気になる子どもが多いようです。長時間接触＝依存が今後心配です。

※ここでは地域、公立私立、学校名などは限定、公表しないであくまでも2019年6月現在の状況を取り上げています。また、公立・私立等問わず小学校から高等学校までを限定せず記載しています。

依存という視点から

校内持ち込み問題は、便利さや大人の事情だけにとらわれるのではなく、普段の子どもたちの生活と使わせ方まで考えた結論を出すべきです。メディアリテラシー、上手な使い方、マナーはもちろんですが、長時間使用によって、病気（ネット依存やゲーム障害）になる危険可能性や、生活（体と心）への悪影響も残念ながらあります。依存という視点から考えると、せめて「学校にいる時間（登下校含む）は使わないことを徹底する」などの制限が必要です。「スマホから離れて違うことをする」ということを基本に、今しかできない瞬間・時間を大切に過ごしてもらいたいものです。

学校内への持ち込みは原則禁止

疑問と課題

- 家庭に責任を持たせているようにもとれる。トラブルが起きても学校はノータッチ!?
- 学校では不可であるから指導の必要はないという考え方ではなく、スマホ・携帯電話の使い方やマナー、友達とのやりとり、トラブル解決方法、そして依存についてなどの指導を。

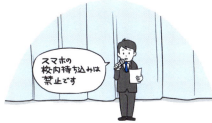

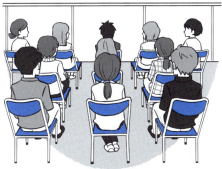

学校内での使用も持ち込みもすべて禁止。ただし、学校以外ではどのように使っていてもよいという印象も。

学校内・スマホ持ち込み解禁!? 問題
現場の声と困りごと

30代教師
　学校は時間単位で動いています。スマホ所持を指導する時間は、生徒との関わりや、本当に教えるべき指導時間を奪われている気がします。

40代教師
　スマホは、電話やメールなどの連絡機能だけではなく、カメラや録音など、いろいろできるツールだから、学校に持ち込まれるのは正直困ります。生徒たちは、いろいろと使いこなしている。指導方法もわからないし、追いつかない。

20代教師
　うちの学校は、校内持ち込み禁止です。登校時にすべての生徒からスマホを預かり、ケースに入れて下校まで預かります。はっきり言って、高価なものの扱いという点、また回収、返却は手間。正直うんざりします。

中2男子
　自分のではない（たぶん誰かから借りた）スマホを使って写真や動画を撮っていた先輩がいた。いけないことだけど、注意できなかった。

40代保護者
　学校にスマホを持っていくようになってから、ずーっと触っているような気がします。勉強とかに集中できているのか不安です。

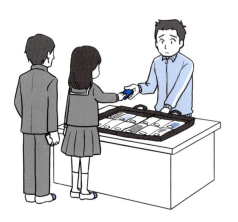

高3男子

　友達が、スマホで女子生徒の更衣室を盗撮した。見つかって、大騒ぎになって、それからその子は学校に来なくなった。スマホ学校持ち込み禁止だったらそんな事件は起こらなかったんじゃないかな。

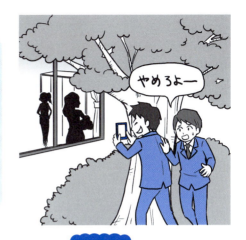

高1女子

　学校に持ち込みが許可されているから、授業中に隠れてLINEとかしている子がけっこういる。

40代保護者

　うちの学校はまだだけど、授業でスマホを使っているところもあると聞きました。アプリとか必要になるのかわかりませんが、授業で使うのは反対。

高1男子

　校内電源オフという決まりがあるけど、切っている子はほとんどいないと思う。この前、友達が授業の会話とかをこっそり録音していた。休み時間に隠れてゲームをしている子もいる。本当は、先生に預かってほしい。

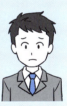

40代保護者

　災害時に連絡がとれるようにという、一部の声から学校への持ち込みが可能になったため、クラスの多くの子が持っていると、子どもに購入をせがまれて、困っています。今までスマホのない生活だったので、持たせることが不安です。

高1女子

　うちの学校は毎朝、先生がスマホを回収する。今日は忘れた！ と言って出さないでこっそりポケットに入れて、休み時間に隠れてスマホを見ている子もいる。

第5章　ネット依存の予防はスマホ対策から始めよう

Q24 学校で行うスマホ問題の指導のポイントはありますか？

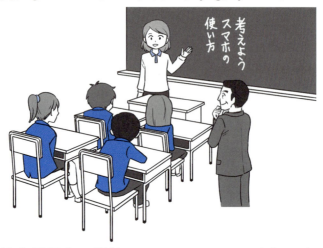

A 教育委員会や学校によってスマホの取り扱い方が違います。トップダウンではなく、できれば目の前の子ども優先の対応と指導を

　スマホは、急激に普及したこともあり、子どもたちだけはでなく、大人でさえも使い方や使用の影響などはわからないのが現状です。ですから、保護者が仕事や学校との連絡などで子どもの目の前で日常的に使っていると、保護者自身も子どもに注意しづらく、そして子どもに納得させることも難しくなります。

　本来ならば、学校の授業などでタバコや薬物のようにスマホの使い方を取り上げ、子どもたちと一緒に考えながら「使い方（ルールやマナー）」、「心と体などへの影響」「いじめ」「ネット依存」「個人情報」などの指導をするべきです。

　タバコや飲酒が、薬物乱用への入り口であるように、スマホも日常生活が送れなくなるような病気、精神疾患などの誘因になる可能性があります。しかし、残念ながら法律で禁じられているタバコやアルコールのような位置づけではありませんので、指導に戸惑う学校も多いのが現状です。右ページに項目を挙げますので、学校でのスマホ対策を考え、効果的な指導を行ってください。

改善のポイント
学校でもスマホ対策は緊要。
各家庭対応では手遅れに

　学校で指導するから意味があり、子どもたちは集団だから守れることも多いので、ポイントをおさえて指導します。

学校で指導したい スマホ問題項目

- 長時間使用による生活の乱れ
- ネット依存（スマホの長時間使用／ゲーム障害）
- SNSでのコミュニケーション（SNS疲れ、人間関係など）
- ネットいじめ
- ネット、SNS利用のルールとマナー
- ネット被害
- 写真、動画の悪用
- 金銭トラブル
- 情報流出
- 被害（性暴力、なりすまし、ストーカー行為）
- 情報発信の責任（いたずら、フェイクニュース）
- 著作権
- 肖像権　など

第5章　ネット依存の予防はスマホ対策から始めよう

依存予防指導

使用時間を減らすために

　子どもたちに説明や理由なく「スマホをやめなさい！」と言っても効果はありません。また、長時間使用の悪影響を子どもたちが理解していないと、使用のコントロールはできませんので、自分で使用を考えられるような指導が必要です。

＼ スマホでネットやオンラインゲームを 長時間することによるトラブル ／

生活が乱れる

- 夜眠れない、眠らない
- 朝起きられない、起きない
- 学校に行けない、行かない
- 食べられない、食事を食べない
- ゲーム以外の何かをしようとしない
- 授業に集中できない

体や心に不調が現れる

- だるい、眠い
- 頭痛
- 栄養状態が悪い
- 目の疲れ、痛み、視力低下
- 疲労感
- 骨粗しょう症
- イライラする
- むし歯・歯周病
- 体力低下
- 無気力（意欲低下）
- 小児メタボ
- エコノミークラス症候群の予備軍
- 体調不良

point：生活習慣が乱れ、体や心にも変化が現れることを理解してもらうためにも、右のようなワークシートを利用してください。クラス、学年単位で行って集計すると、独自の実態調査にもなります（p.131もご活用ください）。

スマホ使用振り返りシート

スマホの使い方を考えてみよう

年　　　組
なまえ　　　　　　　　　　

＊あなたは自分専用のスマホを持っていますか？
持っている ／ 持っていない

＊1日にどのくらいスマホを使いますか？ また、スマホで何をしていますか？
※使うスマホは家族のものもふくまれます。
約　　　時間　　　分
[　　　　　　　　　　]

＊宿題やお手伝いなどやるべきことをやらないで、スマホをしていたことがありますか？ またそれは、どのようなことですか？
ある ／ ない
[　　　　　　　　　　]

＊生活の中であなたがスマホを使い過ぎたとき、体に不調が現れたことがありますか？ またそれは、どのような感じでしたか？
ある ／ ない
[　　　　　　　　　　]

＊スマホを使っているときは楽しいですか？ また、スマホで何をしているときが楽しいですか？
楽しい ／ 楽しくない ／ どちらでもない
[　　　　　　　　　　]

＊時間があいたときは、スマホ以外では何をしていますか？
[　　　　　　　　　　]

＊もし、今3時間自由な時間が過ごせるとしたら、あなたは何をしますか？
[　　　　　　　　　　]

＊スマホを使ったゲームなどに依存すると、どのようになるかを知っていますか？
[　　　　　　　　　　]

上記のほかにも、スマホ使用によって心配される睡眠時間（起床・就寝時間）や、朝食の有無、勉強、運動時間などの項目を加えて、オリジナルの調査をおすすめします。

第5章　ネット依存の予防はスマホ対策から始めよう

今からでも遅くない
ネット使用の振り返りとコントロール

●行動を振り返り、時間をコントロールする力の指導を

　スマホなどの長時間使用の指導には、チェックシート（右ページ参照）などを活用して行動を振り返らせます。

　個別で、グループで、クラスで必要に応じてご活用ください。クラス、学年単位など集団で行った場合には、集計すると実態が調査できます。

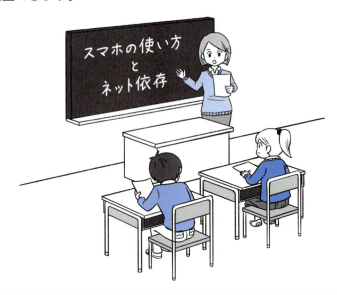

指導のポイント

- やるべきことがおろそかになってしまうほど、スマホを使っていないか
- スマホをどんなときに使っているか
- 1日の使用時間を見てどう感じるか
- 主に使う時間帯はいつか

スマホ使用チェックシート

年　　組　　名前 _____

● スマホを使いますか？　　はい・いいえ

● 「はい」の場合は、以下の質問にも
　答えてください

スマホで何をしていますか？

ネット・オンラインゲーム・SNS・
その他のアプリ（　　　　　　）

どんなことをしているのか、
くわしく書いてください。

| どんなときに |
| なにを |
| だれと |

1日を振り返っての感想は？

＊1日の行動を記入してください

月　　日　　曜日

| 4時 |
| 5時 |
| 6時 |
| 7時 |
| 8時 |
| 9時 |
| 10時 |
| 11時 |
| 12時 |
| 13時 |
| 14時 |
| 15時 |
| 16時 |
| 17時 |
| 18時 |
| 19時 |
| 20時 |
| 21時 |
| 22時 |
| 23時 |
| 24時 |
| 1時 |
| 2時 |
| 3時 |

第5章

ネット依存の予防はスマホ対策から始めよう

記入時の注意事項

■ ながらスマホも含めて使用しているすべての時間を書き出す
■ 使用時間がわかったら、何をしているのかを書き出す（動画視聴、ゲーム、LINEなど）
■ 振り返りと今後についての感想を書く

Q25 スマホ対策やネット依存の予防で大切なことは？

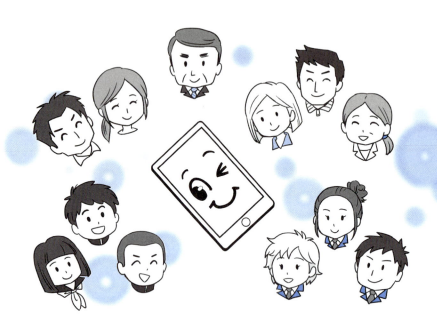

A 学校と家庭とが連携して同じ方向を向くことです。学校で指導しても、家庭内で放置していたら子どものスマホ対策は進みません

　スマホの過度使用やネット依存・ゲーム障害への対応は、大人も子どもも難しく、全く使わない生活はできないために、完全否定も不可能です。

　ですから、その年齢、地域や学校の生活環境などに合わせて、目の前の子どもに合った対策が必要になります。

　スマホ使用に学校が否定的でも、保護者が肯定していれば子どもへの対策は進みません。その逆も同じです。学校と家庭が共通理解をして実施しましょう。

改善のポイント

学校と家庭(保護者)での対応とポイント

＜学校＞

●子ども・保護者への指導

長時間使用の問題や、正しい使い方などを教える授業、勉強会
ルールづくり(集団での取り決め)

●相談の受け入れ体制

教師、養護教諭、スクールカウンセラー(ＳＣ)の正しい知識
ネット依存・ゲーム障害について
生活習慣の見直しと対策、保護者支援
医療機関への紹介

＜家庭＞

●子どものスマホ、ゲーム機への接触、購入、所持はできるだけ遅くする

●規則正しい生活習慣とスマホ、ゲーム機使用の管理、家庭でのルールづくり

ネット依存予防 学校編

case 1
先生との信頼関係

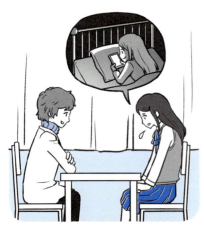

- 担任、養護教諭、スクールカウンセラーなど、本人が話をしやすい先生（サポートする先生）が1人でもいると子どもが安心します。

→家族の言うことは聞かなくても、学校の先生の言うことは素直に聞き、受け入れることがよくあります。先生との関わりも大きな役割を成しますので、子どもを理解し、その気持ちを伝えながら対応します。子どもが先生との関係を築けたら、将来のことや本人のこれからの要望、ネット使用の時間問題などを話すことができ、予防や改善につながります。

case 2
クラスやグループでのルールづくり

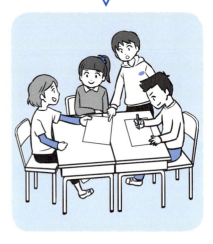

- 家庭との約束が守れなくても、友達との約束は守る子どもが多いようです。みんなと一緒に使用をやめることで、子ども自身も楽になります。

→対戦型のゲーム、グループLINEなどをやっている子どもも多いので、一緒にやめる（時間制限、ルールをつくる）ことは効果的です。学級活動などで話し合い、実行させましょう。

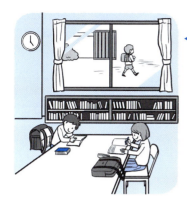

case 3 ネット、ゲームの時間を減らす

● 隙間時間、すぐに帰宅する環境（家ではネットやゲームをしてしまう可能性が高い）がない状況をつくる。

→クラブ、部活動、委員会活動、ボランティア活動、行事に参加させます。また、家の外で勉強ができるように放課後図書館などを解放することも学校側ができる工夫です。

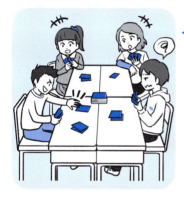

case 4 友達の関わり

● リアル（現実）の友達よりも、ネット上の会ったことがない友達を信頼してしまい、ネットの世界に没頭していきます。学校で、リアルの友達との関係づくりを。

→友達からの助言、提案は効果的です。また、ゲーム以外のことを楽しいと思わせる体験、友達との会話、カードゲーム、工作、鬼ごっこなどの外遊びや、共同作業などを友達と一緒に楽しむ機会を提供しましょう。学校に行くことで、将来必要となる社会性を育むことができます。

普段の生活を送れる環境の準備を

● 依存傾向の子どもが、「学校に行きたい」と思ったときに、戻れるような受け入れ体制を複数用意しておきます。

普通学級への復学が難しければ、支援学級、または保健室登校などができるような環境を提案します。また、体育祭、遠足、修学旅行など「行事のみの参加でも構わないから、参加してみない？」という声かけもよいでしょう。学校に行けるようになるきっかけづくりと声かけをして学校に来させます。短時間でも、数日でもよいので、少しの時間から復帰できるような支援をします。

e-sports（イースポーツ）

　eスポーツとは、エレクトリックスポーツの略語です。ビデオゲーム（液晶やブラウン管などの画面に出力される内容からプレイするコンピュータゲーム）をスポーツと捉え、スキルを競う競技会などが開かれています。ゲーマー（ゲームをする人）が個人で参戦するタイプの競技だけではなく、グループ同士の競技もあります。また、一般のスポーツと同様に、アマチュアの競技に加えてプロの競技もあり、多額の報酬を得ているゲーマーも存在します。そもそも、ビデオゲームがスポーツなのか、という議論があり、わが国では、eスポーツはスポーツとして広く認知されていません。

　さて、eスポーツとゲーム依存との関係はどのようになっているのでしょうか。筆者の知る限り、前者が後者のリスクを上げていることを示す明確なデータは存在しません。では、関係ないのでしょうか。以下は、私どものネット依存専門外来での経験です。
　最近、eスポーツに関係した患者が急に増えてきました。eスポーツの選手を目指して長時間ゲームをしている者、プロのゲーマーになるために専門学校に通っている者、実際にアマのeスポーツ大会に参加している者、自らはゲームをほとんどしないが、eスポーツのグループのマネージャーをしている者など、さまざまです。

　これらの患者の多くは、ゲーム時間またはゲームに関係した活動の時間が長いのです。彼らにすれば、ゲームをより長時間して、ゲームのスキルを上げることが、まさに目標そのものなのです。このような中にあっても、ゲーム時間をコントロールして、日常生活に支障がなければ問題ありません。しかし、実際には、ほとんどのケースが深刻なゲーム依存そのもので、不登校、昼夜逆転、学業問題、不健康な生活を続けています。ゲーム時間を減らして、生活を改善することは、彼らの目標に逆行します。そのために、このような依

とは何か

存の真っただ中にありながら、治療へのモチベーションは極めて低くなっていて、治療が非常に難しいのです。

　将来、ゲームを自分の職業にするのだから仕方がない、という議論もあるかもしれません。しかし、そのようになれるのは、氷山の一角中の一角であり、残り大多数の者は勉学の機会を失い、厳しい将来が待っています。いずれにしても、まずは、eスポーツがゲーム依存にどうような影響を与えているのかに関する実証的調査研究が今後必要です。

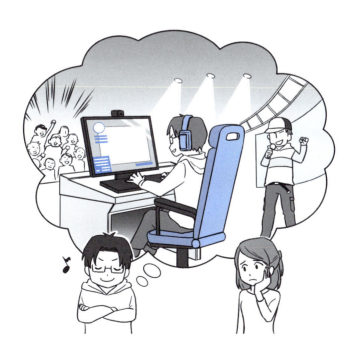

Q26 SNSの長時間使用が気になる子が増えています

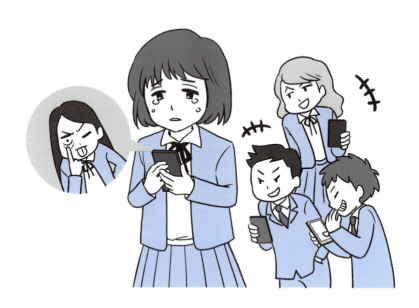

A 女子だけではなく男子にも増えているSNS依存。便利な反面、トラブルも増えています

　SNS依存は、常にスマホを気にしているために、ひとつのことへの集中力が低下します。やりとりをする相手が増えるといつも気になって、スマホを手離すことができなくなります。また、いつでもどこでも、深夜でも使えるために、生活リズムが乱れます。長時間使用による視力低下、睡眠不足、対話スキルなどの欠如も心配されています。

　学校が関係しているところでは、学年、クラス、部活、委員会、仲良しグループなど、たくさんのグループLINEがあります。最初は楽しかったやりとりでも、ある日突然、一言のレスから発生するいじめも多発しており、その対応に追われている先生も少なくありません。

必要でないやりとりは しないことを約束する

　何となく暇だから……などを理由に使うことで時間の浪費につながることを理解させ、実行させる

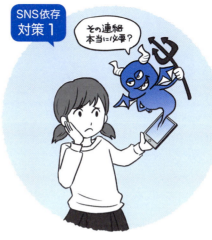

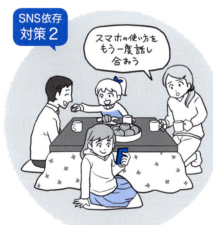

スマホの使い方を 気づかせる

　いつでもスマホを気にして、目の前のこと、人との関わりに集中しないことへの弊害や、何でも記録、発信することのないように、考えて行動させる

長時間使用で起こる "SNS疲れ" に 気づかせる

　長時間使用は目、脳の疲れ、手や首の痛みだけではなく、気持ちが落ち着かないなどの返信疲れがあることを理解させる

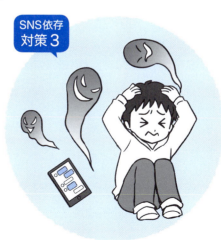

第5章　ネット依存の予防はスマホ対策から始めよう

急激に増え続ける

SNSの落とし穴

　SNSは、小学生から大人まで多くの人が利用し、アプリではLINE、Instagram、Twitterなどが人気です。ネット上でいつでもつながって、今、その瞬間にやりとりができて、会話をしている感覚になります。男子より女子の利用が目立ち、世界的にみても女性の依存が多いようです。日本ではLINEを使う小・中高生がとても多くスマホを持ったら即LINEが当たり前ともいわれています。小学校卒業・中学入学と同時にスマホを買ってもらった場合、小学校の学年で、クラスで、仲良しグループで、集まって遊びに行くグループ……そして中学ではまた同じように学年で、クラスで、部活で、週末遊びに行く仲間だけで……とあっという間にグループができ、多くの友達とたくさんつながっているのが今の子どもたちです。

　一方で、SNSはどんなに依存していても、そのほとんどがスマホでのやりとりのため、持ち歩きながらそれなりに生活（行動）ができます。絶えずSNS（スマホ）が気になっても、学校や会社には行けますし、食事も（内容はともかくとして）できていますし、授業を受けることもできます。いわゆる"ながら行動"です。ですから、依存という病気として発見されにくい落とし穴があります。

　SNS依存は、正式に医学用語として認定されていませんが、歩きスマホ、電車の中でスマホを見ている人がとても多い昨今、その中の人を"依存か依存でないか"と大きなくくりで分けるのならば、多くの人が依存に入るのではないでしょうか。少しの時間でもスマホを触ってSNSのアプリを開いてしまうのです。そういった行動をとる人は少なくなく、むしろ、かなりの依存者が存在するといわれています。生活で必要なことはできているから依存に気づかない、病院に行くほどではないと、受診、診断につながっていないので正確な数も出ないのが現状です。SNSの問題はまだあまり言われていませんが、今後が気になるところです。

軽い気持ちで友達との やりとりをしていたはずが「時間の浪費」

友達へのちょっとした連絡で既読マークがつくと、なかなか終わらなくなる。用件が終わったにもかかわらず、ダラダラとやりとりをして貴重な時間を無駄にしてしまう人も多い。

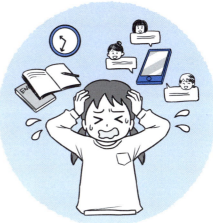

SNS依存は気づきにくく、対応や治療が遅れる

オンラインゲームのように、問題視されていませんが、朝起きてチェック、食事中、登・下校中、勉強、就寝前と常に気にしていませんか？ 気になる場合は早めに何らかの対策をとります。

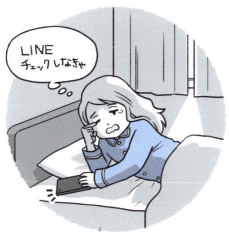

子どもたちに広がる LINEは、人間関係のトラブルにつながりやすい

子どもたちの間では、たった一言の投げかけから、気分を害し、いじめにつながります。残念ながら命を落とした例もあります。学校も家庭も子どもの様子や変化に気づきましょう。

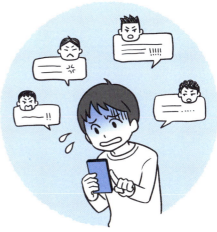

学校・保護者・子どもたちに聞きました
LINE対策・使い方の工夫

　依存問題だけではなく、使い方によってはトラブルになるSNS。中でも子どもたちのトラブルが多いのはLINEです。スマホの使い方も含めて、実践できる工夫を紹介します。

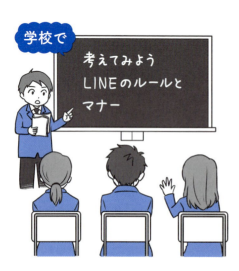

学校で

LINEルールを学年やクラスで決めて守ろう！

　児童・生徒同士で話し合い、実行を促します。

（ルールの例）
- テスト前3日は、全員がLINE禁止！
- 毎日LINEは10時まで
- 既読の相手に返信を要求しない
- ダラダラと暇つぶしにやらない
- 友達のIDなどを勝手に教えない

プロフィール画面の活用

　LINEのプロフィール画面の、ステータスメッセージに
- 「夜9時以降はできません」
- 「返信はすぐできないことがあります」
- 「テスト前なので、保護者預かり期間中はLINEができないことがあります」

など、すぐに返事ができないことなどを公開します。即レス、既読無視トラブルが回避できます。

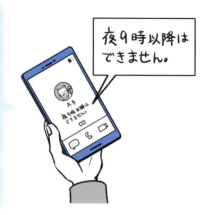

スマホやタブレットは、Wi-Fi専用にする

　LINEだけでなく、使用は基本、家のWi-Fiルールにしたところ、制限や管理ができます。持ち歩き使用もせず、依存リスク面でも今のところは大丈夫そうです。

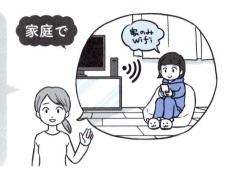

家庭で

使い始めは保護者も一緒に確認を

　無知な子どもたちのトラブル対策として、せめて使い始め一定期間は、保護者がチェックする、一緒に使うなどの取り決めをして実行しましょう。
　返信の仕方、既読（スルー）のやりとり、短文や、誤解されやすい文章などがあることを伝えます。また、保護者のスマホを一緒に使い、慣れたら自分のを使用させる方法も。保護者のスマホを使うことで、友達と節度あるやりとりを覚えることができます。

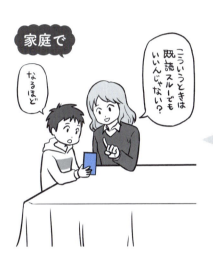

家庭で

LINEを始めるならタブレットから……

　スマホで何をしたいか？ と聞いたときに、LINEがしたい！ が一番の理由でした。すぐにスマホを購入しないで、タブレットでの使用を提案。タブレットは、こっそり使うこともなく、また画面も大きいのでスマホに比べると制限、管理が楽です。子どももメリハリをつけて使っています。

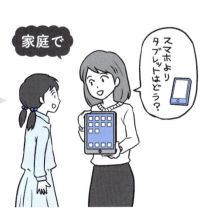

家庭で

第5章　ネット依存の予防はスマホ対策から始めよう

ネット依存・ゲーム障害の相談や治療が可能な
全国の医療機関

※2018年度版

施設名	所在地	電話番号
医療法人北仁会 旭山病院	北海道札幌市中央区双子山4-3-33	011-641-7755
ときわ病院・ときわこども発達センター	北海道札幌市南区常盤三条1-6-1	011-591-4711
北海道健診センタークリニック	北海道中央区北三条東13-99-6	011-200-1558
さっぽろ麻生メンタルクリニック	北海道札幌市北区北三十九条西5-1-15北電商販サトウビル4階	011-737-8676
南平岸内科クリニック	北海道札幌市豊平区平岸四条12-4-7	011-820-3322
札幌太田病院	北海道札幌市西区山の手五条5-1-1	011-644-5111
手稲渓仁会病院	北海道札幌市手稲区前田一条12-1-40	011-681-8111
東北会病院	宮城県仙台市青葉区柏木1-8-7	022-234-0461
ワナ WANA クリニック	宮城県仙台市青葉区通町2-9-1	022-275-8186
埼玉県立精神医療センター	埼玉県北足立郡伊奈町小室818-2	048-723-1111
白峰クリニック	埼玉県さいたま市浦和区上木崎4-2-25	048-831-0012
周愛荒川メンタルクリニック	東京都荒川区西尾久7-19-5 レイラビル1階	03-6807-6816
櫻和メンタルクリニック	東京都豊島区巣鴨1-19-12 八木下ビル3F	03-5319-1908
成城墨岡クリニック 分院	東京都世田谷区成城2-22-9	03-3749-1122
東邦大学医療センター 大森病院	東京都大田区大森西6-11-1	03-3762-4151

独立行政法人 国立病院機構 久里浜医療センター	神奈川県横須賀市野比5-3-1	046-848-1550
大石クリニック	神奈川県横浜市中区弥生町4-41 大石第一ビル	045-262-0014
横浜市立大学附属病院	神奈川県横浜市金沢区福浦3-9	045-787-2800
横浜市立大学附属 市民総合医療センター	神奈川県横浜市南区浦舟町4-57	045-261-5656
アイ・クリニック	富山県富山市太郎丸西町2-8-6	076-421-0238
マリアの丘クリニック	静岡県静岡市駿河区中原930-1	054-202-7031
西山クリニック	愛知県名古屋市名東区上社1-704	052-771-1600
兵庫県立 ひょうごこころの 医療センター	兵庫県神戸市北区山田町上谷上字登 り尾3	078-581-1013
幸地クリニック	兵庫県神戸市中央区三宮町2丁目 11-1 センタープラザ西館7F 709号	078-599-7365
医療法人せのがわ 瀬野川病院	広島県広島市安芸区中野東4-11-13	082-892-1055
よこがわ駅前クリニック	広島県広島市西区横川町2-7-19 横川メディカルプラザ6階	082-294-8811
木村神経科内科クリ ニック	広島県広島市中区榎町3-1	082-292-8381
藍里病院	徳島県板野郡上板町佐藤塚字東 288-3	088-694-5151
医療法人社団光風会 三光病院	香川県高松市牟礼町原883-1	087-845-3301
医療法人 コミュノテ風と虹 のぞえ総合心療病院	福岡県久留米市藤山町1730	0942-22-5311
藤川メディケアクリ ニック	福岡県福岡市博多区東光2-22-25	092-432-6166

うえむらメンタルサポート診療所	福岡県福岡市博多区綱場町5-1 初瀬屋福岡ビル6階	092-260-3757
独立行政法人 国立病院機構 肥前精神医療センター	佐賀県神埼郡吉野ヶ里町三津160	0952-52-3231
医療法人唐虹会 虹と海のホスピタル	佐賀県唐津市原842-1	0955-77-5120
医療法人社団松本会 希望ヶ丘病院	熊本県上益城郡御船町大字豊秋 1540	096-282-1045
医療法人横田会 向陽台病院	熊本県熊本市北区植木町鐙田1025	096-272-7211
河村クリニック	大分県大分市金池町2-12-8 ひこばゆビル3階	097-548-5570
増田クリニック	鹿児島県鹿児島市樋之口町2-24	099-219-1155

ネット依存などの相談ができる

全国の精神保健福祉センター

※2019年9月現在

施設名	所在地	電話番号
北海道立精神保健福祉センター	札幌市白石区本通16丁目北6-34	011-864-7121
札幌こころのセンター	札幌市中央区大通西19丁目 WEST19 4階	011-622-0556
青森県立精神保健福祉センター	青森市三内字沢部353-92	017-787-3951
岩手県精神保健福祉センター	盛岡市本町通3-19-1	019-629-9617
宮城県精神保健福祉センター	大崎市古川旭5-7-20	0229-23-0021
仙台市精神保健福祉総合センター	仙台市青葉区荒巻字三居沢1-6	022-265-2191
秋田県精神保健福祉センター	秋田市中通2-1-51 明徳館ビル1階	018-831-3946
山形県精神保健福祉センター	山形市小白川町2-3-30	023-624-1217
福島県精神保健福祉センター	福島市御山町8-30	024-535-3556
茨城県精神保健福祉センター	水戸市笠原町993-2	029-243-2870
栃木県精神保健福祉センター	宇都宮市下岡本町2145-13	028-673-8785
群馬県こころの健康センター	前橋市野中町368	027-263-1166
埼玉県立精神保健福祉センター	北足立郡伊奈町小室818-2	048-723-3333
さいたま市こころの健康センター	さいたま市浦和区上木崎4-4-10	048-762-8548

千葉県精神保健福祉センター	千葉市中央区仁戸名町666-2	043-263-3891
千葉市こころの健康センター	千葉市美浜区高浜2-1-16	043-204-1582
東京都立精神保健福祉センター	台東区下谷1-1-3	03-3844-2210
東京都立中部総合精神保健福祉センター	世田谷区上北沢2-1-7	03-3302-7711
東京都立多摩総合精神保健福祉センター	多摩市中沢2-1-3	042-371-5560
神奈川県精神保健福祉センター	横浜市港南区芹が谷2-5-2	045-821-8822
横浜市こころの健康相談センター	横浜市中区日本大通18番地 ＫＲＣビル6階	045-662-3522
川崎市精神保健福祉センター	川崎市川崎区東田町8番地 パレール三井ビル12階	044-200-3246
相模原市精神保健福祉センター	相模原市中央区富士見6-1-1 ウェルネスさがみはら7階	042-769-9818
新潟県精神保健福祉センター	新潟市中央区上所2-2-3	025-280-0113
新潟市こころの健康センター	新潟市中央区川岸町1-57-1	025-232-5560
富山県心の健康センター	富山市蜷川459-1	076-428-1511
石川県こころの健康センター	金沢市鞍月東2-6	076-238-5750
福井県総合福祉相談所	福井市光陽2-3-36	0776-24-7311
山梨県立精神保健福祉センター	甲府市北新1-2-12	055-254-8644
長野県精神保健福祉センター	長野市若里7-1-7	026-227-1810
岐阜県精神保健福祉センター	岐阜市鷺山向井2563-18 岐阜県障がい者総合相談センター内	058-231-9724

静岡県精神保健福祉セン ター	静岡市駿河区有明町2-20	054-286-9245
静岡市こころの健康セ ンター	静岡市葵区柚木1014番地	054-262-3011
浜松市精神保健福祉セン ター	浜松市中区中央1-12-1 県浜松総合庁舎	053-457-2195
愛知県精神保健福祉セン ター	名古屋市中区三の丸3-2-1 東大手庁舎	052-962-5377
名古屋市精神保健福祉 センター	名古屋市中村区名楽町4-7-18	052-483-2095
三重県こころの健康セ ンター	津市桜橋3-446-34	059-223-5241
滋賀県立精神保健福祉 センター	草津市笠山8-4-25	077-567-5010
京都府精神保健福祉総 合センター	京都市伏見区竹田流池町120	075-641-1810
京都市こころの健康増 進センター	京都市中京区壬生仙念町30	075-314-0874
大阪府こころの健康総 合センター	大阪市住吉区万代東3-1-46	06-6691-2818
大阪市こころの健康セ ンター	大阪市都島区中野町5-15-21 都島センタービル3階	06-6922-8520
堺市こころの健康センター	堺市堺区旭ヶ丘中町4-3-1 健康福祉プラザ3階	072-245-9192
兵庫県精神保健福祉セ ンター	神戸市中央区脇浜海岸通1-3-2	078-252-4980
神戸市精神保健福祉セ ンター	神戸市中央区橘通3-4-1 神戸市立総合福祉センター3階	078-371-1900
奈良県精神保健福祉セ ンター	桜井市粟殿1000	0744-47-2251
和歌山県精神保健福祉 センター	和歌山市手平2-1-2	073-435-5192
鳥取県立精神保健福祉 センター	鳥取市江津318-1	0857-21-3031

島根県立心と体の相談センター	松江市東津田町1741-3 いきいきプラザ島根2階	0852-32-5905
岡山県精神保健福祉センター（メンタルセンター岡山）	岡山市北区厚生町3-3-1	086-201-0828
岡山市こころの健康センター	岡山市北区鹿田町1-1-1	086-803-1274
広島県立総合精神保健福祉センター	安芸郡坂町北新地2-3-77	082-884-1051
広島市精神保健福祉センター	広島市中区富士見町11-27	082-245-7731
山口県精神保健福祉センター	山口市吉敷下東4-17-1	083-902-2672
徳島県精神保健福祉センター	徳島市新蔵町3-80	088-625-0610
香川県精神保健福祉センター	高松市松島町1-17-28	087-833-5565
愛媛県心と体の健康センター	松山市本町7-2 愛媛県総合保健福祉センター3階	089-911-3880
高知県精神保健福祉センター	高知市丸ノ内2-4-1	088-821-4966
福岡県精神保健福祉センター	春日市原町3-1-7	092-582-7500
北九州市立精神保健福祉センター	北九州市小倉北区馬借1-7-1 北九州市総合保健福祉センター5階	093-522-8729
福岡市精神保健福祉センター	福岡市中央区舞鶴2-5-1 あいれふ3階	092-737-8829
佐賀県精神保健福祉センター	小城市小城町178-9	0952-73-5060
長崎こども・女性・障害者支援センター	長崎市橋口町10-22	095-844-5132
熊本県精神保健福祉センター	熊本市東区月出3-1-120	096-386-1166
熊本市こころの健康センター	熊本市中央区大江5-1-1 ウェルパルくまもと3階	096-362-8100

大分県精神保健福祉センター（ハートコムおおいた）	大分市大字玉沢908	097-541-6290
宮崎県精神保健福祉センター	宮崎市霧島1-1-2 宮崎県総合保健センター4階南	0985-27-5663
鹿児島県精神保健福祉センター	鹿児島市小野1-1-1	099-218-4755
沖縄県総合精神保健福祉センター	島尻郡南風原町宮平212-3	098-888-1450

著者紹介

樋口 進 ひぐち すすむ

精神科医。独立行政法人国立病院機構久里浜医療センター院長。ゲーム障害、ギャンブル障害などの行動嗜癖、アルコール関連問題の予防・治療・研究などを専門とする。昭和54年東北大学医学部卒業。米国立保健研究所（NIH）留学、国立久里浜病院臨床研究部長、同病院副院長などを経て現職。

2011年に国内初のネット依存治療専門外来を設立。WHO専門家諮問委員、行動嗜癖に関するWHO会議およびフォーラム座長、厚生労働省アルコール健康障害対策関係者会議会長、同省依存検討会座長（2013年）、内閣官房ギャンブル等依存症対策推進関係者会議会長、国際アルコール医学生物学会（ISBRA）理事長などを務める。

Q&Aでわかる 子どものネット依存とゲーム障害

2019年10月20日　初版第1刷発行
2022年1月20日　　第3刷発行

著　　　者	樋口　進	
発　行　人	松本　恒	
発　行　所	株式会社　少年写真新聞社	

〒102-8232　東京都千代田区九段南4-7-16
市ヶ谷KTビルI

TEL 03-3264-2624　FAX 03-5276-7785
URL https://www.schoolpress.co.jp/

印　刷　所　図書印刷株式会社

©Susumu Higuchi 2019 Printed in Japan

ISBN978-4-87981-644-3　C0047

編集：大石里美　イラスト：モンコ　DTP：岩佐卓哉　校正：石井理抄子　編集長：野本雅央

本書を無断で複写・複製・転載・デジタルデータ化することを禁じます。
乱丁・落丁本はお取り替えいたします。定価はカバーに表示してあります。

152